G. Kobler

Die Quarantäne-Frage in der internationalen Sanitätsgesetzgebung

DOGMA

G. Kobler

Die Quarantäne-Frage in der internationalen Sanitätsgesetzgebung

ISBN/EAN: 9783955077174

Auflage: 1

Erscheinungsjahr: 2012

Erscheinungsort: Bremen, Deutschland

DIE
QUARANTÄNE-FRAGE

IN DER

INTERNATIONALEN

SANITÄTS-GESETZGEBUNG.

———

VON

LANDESSANITÄTSRATH DR G. KOBLER,

PRIMARARZT DES BOSN.-HERZ. LANDESSPITALES IN SARAJEVO.

———➤ⅱ←———

WIEN, 1898.
ALFRED HÖLDER,
K. U. K. HOF- UND UNIVERSITÄTS-BUCHHÄNDLER.

In den nachfolgenden Blättern wird der Versuch gemacht, eines der wichtigsten Capitel der internationalen Gesundheitspflege — die Quarantänefrage — im Lichte der Beschlüsse der letzten internationalen Sanitätsconferenzen zur Darstellung zu bringen.

Diese Conferenzen sind jene von V e n e d i g des Jahres 1892, D r e s d e n des Jahres 1893 und von P a r i s des Jahres 1894, welche der Choleraprophylaxe gewidmet waren, sowie die mit Rücksicht auf die in Bombay ausgebrochene Beulenpest neuerdings nach V e n e d i g einberufene Conferenz des vorigen Jahres, an welch' letzterer der Schreiber dieser Zeilen als Delegirter der bosnisch-herzegowinischen Landesverwaltung und Fachbeirath des österreichisch - ungarischen Delegirten theilzunehmen die Ehre hatte.

Die aus diesen vier Conferenzen hervorgegangenen Conventionen bilden ein organisches Ganzes, sie sind auseinander entstanden, ineinander sozusagen verwachsen und ist ein Verständniss der Beschlüsse der Pestconferenz vom Vorjahre ohne die Kenntniss der Verhandlungen der vorangegangenen drei Choleraconferenzen nicht möglich.

Ein genaues Eingehen auf die Vorgängerinnen der ersten Venediger Conferenz des Jahres 1892 erscheint aber aus dem Grunde nicht geboten, weil erst diese einen praktischen Erfolg durch eine von den meisten Mächten anerkannte Convention zu verzeichnen hatte, welche als Basis aller späteren ähnlichen Conventionen zu dienen bestimmt war.

Die in Bombay und einigen Provinzen des britischen Indiens stets mehr an Ausbreitung gewinnende Pest lässt die Besprechung der Quarantänefrage, als der noch immer als vornehmsten betrachteten Prohibitivmaassregel, auch von actuellem Interesse erscheinen.

I.

Die Frage der Quarantänen ist sowohl für die hygienische, als auch für die ökonomische Wohlfahrt der Völker von geradezu vitaler Bedeutung.

Nicht blos deshalb, weil ihr Zweck, die Bewahrung einzelner mehr oder minder grosser Ländergebiete vor dem Einbruche von Seuchen ein an und für sich wichtiger ist, sondern auch weil die Errichtung der Quarantänen in den Handel und Wandel der betroffenen Gegenden so tief eingreift, dass schon daraus allein die schwersten Schädigungen der Gesammtheit, sowie der Einzelindividuen resultiren können.

Je blühender und vorgeschrittener ein Gemeinwesen ist, um so verhängnissvoller werden für seine Existenz Quarantänemaassregeln und je complicirter und verschlungener die Beziehungen zwischen Völkern und Staaten sich gestalten, desto brutaler muss sich jede Hemmung des Verkehres äussern, wenn sie auch unter der Flagge der Förderung der Volksgesundheit segelt.

Da nach einem weitbekannten Ausspruche unser Zeitalter im Zeichen des Verkehres steht, muss jede Störung desselben von weitgreifenden Consequenzen für den Fortschritt des Individuums und der Staaten sein.

Von dieser Ueberzeugung ausgehend haben die Regierungen der zweiten Hälfte unseres Jahrhunderts sich bemüht, im Wege internationaler Vereinbarungen eine einheitliche Lösung des Complexes der Fragen, welche sich auf Präventivmaassregeln im Seuchenverkehre beziehen, zu finden und wird der Geschichtsschreiber unserer Zeit gewiss mit Interesse bei der Thatsache verweilen, dass die allererste Ursache, welche das Bestreben eines solidarischen Vorgehens und ein Vergessen aller Rivalitäten politischer und nationaler Natur bei den Völkern Europas veranlasste, die Furcht vor den Seuchen, als dem gemeinsamen Gegner, war. Man kann auch füglich hinzusetzen — die Angst vor den schrecklichen Maassregeln, die diesen gemeinsamen Gegner bekämpfen sollten.

Die Gleichgiltigkeit der früheren Jahrhunderte gegenüber allen Verkehrshemmungen machte unter dem Einflusse

der Erfindungen der Neuzeit dem mächtigen Bedürfnisse nach
fortwährend ungehinderten Communicationen Platz.

Dampfschiffe und Eisenbahnen verbinden in wenigen
Tagen oder wenigstens in wenigen Wochen, Länder, zwischen
welchen vorher ein Segler oder die Communicationsmittel des
Landverkehres Monate brauchten. Kein Wunder, dass nach
diesen Leistungen ein Stillstand zu Quarantänezwecken von
20 bis 40 Tagen eine unerträgliche Belästigung vorstellen
musste.

Andererseits liessen die medicinischen Forschungen der
Neuzeit die übertriebenen Vorsichtsmaassregeln, welche uns
das Mittelalter fast blos für die zwei exotischen Infectionskrankheiten — Pest und Cholera — übermittelt hatte,
lächerlich erscheinen.

Wenn sich vordem Jeder, welcher sich einem Pestkranken
zu nähern hatte, in ein eigenes Costüm kleiden musste,
welches aus einem dicht anliegenden Saffianstoffe bestand
und in einem mit allen möglichen Parfums und Kräutern ge-
füllten Schnabel endigte, wenn die Aerzte nur mittelst meter-
langer Stäbchen den Puls befühlten und die Eiterbeulen der
Pestkranken durch Hinaufschleudern von Messern auf eine
weite Distanz hin eröffneten, so sind dies glücklicherweise
Maassnahmen, welche durch die moderne Erkenntniss und die
Humanität unseres Zeitalters überwunden erscheinen.

Wir sind wohl auch schon längst über jene Zeit hinaus,
welche das Einzelindividuum so gering achtete, dass im Falle
einer Bedrohung der Gesammtheit in völlig officiell erlaubter
Weise zur Vernichtung des Einzelnen geschritten werden
konnte. Die beglaubigten Erzählungen, wonach die Obrigkeit
im Falle, wo die Aerzte sich über die Natur einer pestverdächtigen Epidemie nicht einigen konnten, um in's Reine
zu kommen, alte Weiber oder sonstige für das allgemeine
Wohl anscheinend nicht mehr brauchbare Individuen der An-
steckungsgefahr aussetzten (wie z. B. im Jahre 1629 zu Frankreich), [1]) schildert wohl einen Act magistratischer Brutalität
des Mittelalters, welcher unsere Antivivisectionisten weniger
zu laudatores temporis acti werden lassen sollte, als sie es
thatsächlich sind.

Historisch sichergestellt sind auch Verordnungen der
Behörden, selbst noch des vorigen Jahrhunderts, ähnlicher

---

[1]) **Proust,** la défense de l'Europe contre la Peste et la conférence
de Venise de 1897. Paris, 1897, S. 281.

Tendenz, wie z. B. eine aus dem Jahre 1720, nach welcher mit Pest inficirte Orte blockirt wurden und Jeder, welcher den Cordon zu durchbrechen versuchte, in Gegenwart seiner Landsleute geköpft wurde. [2])

Als directer Ueberrest dieser mittelalterlichen Sanitäts- justiz sind die Quarantänen zu betrachten, wie sie noch bis in die letzten Decennien aufrechterhalten wurden u n d t h e i l- w e i s e auch noch heute bestehen. Wenn auch das Leben des Einzelnen durch sie für gewöhnlich nicht bedroht wird, so kann doch nicht dasselbe für seine Gesundheit, seine materiellen und moralischen Interessen behauptet werden.

Wenn wir uns hier blos mit den Personenquarantänen [3]) be- schäftigen, (absehend von den Thier- und Waarenquarantänen), so ist das Wesentliche einer solchen, d i e a u s d e r M a c h t v o l l- k o m m e n h e i t, w e l c h e d e r S t a a t a l s V e r t r e t e r d e r G e s a m m t h e i t g e g e n ü b e r e i n e m E i n z e l i n d i v i d u u m b e s i t z t, d e c r e t i r t e D e t e n t i o n v e r d ä c h t i g e r P e r- s o n e n d u r c h l ä n g e r e o d e r k ü r z e r e Z e i t, b i s d i e G e w i s s h e i t e r l a n g t i s t, d a s s d i e s e n i c h t m e h r i m s t a n d e s i n d, e i n e K r a n k h e i t i n d a s i n F r a g e k o m m e n d e G e b i e t z u ü b e r t r a g e n.

Es wäre im höchsten Grade ungerecht, das Princip, welches in dieser Maassnahme liegt, von vorneherein zu ver- urtheilen und nicht anzuerkennen, dass erwiesenermaassen in zahlreichen Fällen die Quarantänen ihre Schuldigkeit thaten und grosse Länderstrecken vor Krankheitsinvasionen be- schützten.

Man darf auch nicht vergessen, dass das Princip, auf welchem die Quarantänen beruhen, das der Contagiosität, ein richtiges und von der modernen Wissenschaft anerkanntes ist und dass es die Anticontagionisten waren, welche am leb- haftesten das Quarantänewesen bekämpften.

Wenn wir im Besitze der Forschungsresultate der aller- jüngsten Zeit in der Lage sind, in rationeller Weise Volks- epidemien und deren Weiterverbreitung entgegenzutreten, so ziemt es uns nicht, mit überlegenem Achselzucken Maass- nahmen zu verdammen, die auf Grund richtiger Theorien,

---

[2]) Proust l. c. S. 286.
[3]) Quarantäne von dem italienischen Quarantina, quarante giorni, die anfangs übliche durchschnittliche Detentionszeit.

aber ohne Kenntniss näherer Einzelheiten, eine radicale Maassregel als ultima ratio anzuwenden gezwungen waren.

Gegen das Isolirungsprincip der Quarantänen als solches
lässt sich auch noch nach unseren heutigen Kenntnissen nichts
einwenden; die Einwände welche dagegen erhoben werden,
liegen indessen vornehmlich in zwei Momenten:

Zunächst in dem Umstande, dass eine genaue, präcise
und vollkommene, sagen wir hermetisch schliessende Durchführung von Quarantänen nicht einmal in früheren Zeiten, noch
viel weniger aber in unserem Zeitalter des lebhaften Verkehres mit Sicherheit durchführbar ist.

O e s t e r r e i c h - U n g a r n kann nach dieser Richtung
auf ein durch lange Zeiträume und in ausgedehntem Maass-
stabe durchgeführtes Experiment zurückblicken. Es ist dies
der Cordon an der österreichisch-ungarischen Militärgrenze,
welcher, zunächst zum Schutze gegen die Einfälle der Türken
errichtet, späterhin einen wohlorganisirten sanitären Charakter
erhielt und insbesondere zum Schutze gegen die Pest dienen
sollte.

Dieser Militärgrenzcordon, welcher eine über hundert-
jährige Existenz zu verzeichnen hatte (von 1770—1872), war
nicht ein einziges Mal imstande, einer in der Türkei ausgebrochenen Epidemie den Eintritt nach Oesterreich-Ungarn zu
verwehren; so oft die Pest in der Türkei herrschte, kam sie
auch in die benachbarten Länder der österreichisch-ungarischen
Monarchie, entweder nach Ungarn oder nach Siebenbürgen,
Galizien, Dalmatien u. s. w. Den rücksichtslosen Schutzmaassregeln einerseits hielt eben Entgegenkommen oder Leichtsinn
andererseits nur zu oft die Waage.

Ein exotischeres Beispiel unter Vielen: Im Jahre 1870
herrschte auf der Ostküste von Madagascar die Cholera. Die
nahe gelegene kleine Insel Nossi-Bé sperrte sich durch einen
den ganzen Umfang der Insel umfassenden Cordon ab. Sie
blieb durch längere Zeit von der Seuche verschont. Schliesslich brach aber doch die Cholera dort aus und zwar, wie es
sich zeigte, durch einen Schiffer eingeschleppt, dem es ge-
lungen war, unter Täuschung der Wachen Nachts von der
Küste von Madagascar nach Nossi-Bé auf einem Boote über-
zusetzen. [4]

---

[4] H i r s c h, deutsche Vierteljahrsschrift für öffentliche Gesundheitspflege, XII. Bd. 1. Heft, S. 12 u. ff.

Alle diese und ähnliche Beispiele zeigen nur, wie heftig der Drang nach Verkehr ist, wie tief er im Menschen steckt, wie er, von anderen mächtigen Trieben beherrscht, die grössten Hindernisse beseitigt, um sein Ziel zu erreichen.

Das Argument, dass Quarantänen umgangen werden können, spricht aber nicht für deren absolute Nutzlosigkeit, im Gegentheile, die Schäden, welche eine Umgehung anzurichten imstande war, zeigen mit der Exactheit eines Experimentes die glücklichen Folgen, welche eine prompte Durchführung mit sich bringen kann.

Zweifellos gilt der Spruch: „Eines schickt sich nicht für Alle" für wenige Institutionen so sehr, wie für die Quarantänen. Die culturell hochstehenden und mit hervorragenden sanitären Einrichtungen versehenen Nationen Nord- und Mitteleuropas werden der Invasion einer Infectionskrankheit anders entgegensehen können, als einzelne Staaten des mittelländischen Meeres, welche in anderen Culturgebieten so viel nachzuarbeiten hatten, dass für das Sanitätswesen bei ihnen weniger zu leisten möglich war.

Es darf auch nicht ausser Acht gelassen werden, dass die Handels- und Verkehrsinteressen bei solchen Staaten nicht jene elementare Rolle spielen, wie bei anderen Völkern.

Portugal, Griechenland, die Türkei, Bulgarien waren demnach bis in die neueste Zeit und sind theilweise noch heute jene Länder, welche allen Bestrebungen nach Beseitigung oder Modification der Quarantänen refractär gegenüberstehen.

Dort ist die Quarantäne-Institution auch so sehr in das Volksbewusstsein übergegangen, dass den betreffenden Regierungen schon die Rücksicht auf die vox populi ein nur sehr vorsichtiges Abgehen von den althergebrachten Detentionsmaassregeln vorschreibt.

Einzelne gewiss auffallende Erscheinungen strenger Quarantänetactik mussten naturgemäss die Anhänger einer solchen wesentlich ermuntern.

Ich citire hier einige solche, schon aus dem Grunde weil ich sie in der sonstigen Quarantäneliteratur nicht erwähnt finde und weil sie mir an und für sich nicht uninteressant erscheinen.

Portugal konnte bei der Belagerung von Porto im Jahre 1832, wohin die Cholera als Kriegscontrebande eingeschleppt wurde, ein Weiterschreiten derselben, eben durch die Strenge der Belagerung, verhindern. Also eine Art gezwungenen Sanitätscordons. [5])

Der Delegirte Griechenlands bei der Dresdener internationalen Sanitätsconferenz, A n t o n o p o u l o s, brachte dort Folgendes vor: [6]) Das Königreich Griechenland ist seit seiner Errichtung blos einmal und zwar im Jahre 1854 von Cholera ereilt worden und zwar zu einer Zeit, wo ausnahmsweise nicht überall Quarantänen functioniren konnten. Athen und der Pyräus waren durch die alliirten Truppen Frankreichs und Grossbritanniens occupirt, welche dorthin auch die Cholera importirten. Quarantänen konnten dort nicht errichtet werden, wohl aber an zahlreichen anderen Orten des Königreiches und seiner Inseln. In einzelnen dieser Quarantänlazarethe wurden auch Cholerafälle constatirt, aber die Krankheit drang nicht weiter. Während der Piräus, wie damals ganz Europa, schwer inficirt wurde, blieben die mit Quarantänen versehenen Theile verschont.

Dass die Türkei in ihrem altgewohnten Hange zum Geringschätzen des Zeitwerthes in den Quarantänen das allein seligmachende Prohibitivmittel bei drohenden Epidemien sieht, kann nicht Wunder nehmen. Officiell scheint sie wohl alle Methoden der Detentionsmaassregeln (Observation, ärztliche Visite, Observation mit Desinfection) [7]) zu gebrauchen, praktisch ist thatsächlich noch das Quarantänwesen in seiner ganzen Brutalität bei ihr in Blüthe.

Und das Alles, trotzdem sie auf eigenem Gebiete Erfahrungen gemacht hat, welche ihr die Nutzlosigkeit der Maassregeln ad oculos hätte demonstriren können.

So zeigte sich im Frühling 1889 die Cholera in Bassorah von Bombay kommend. [8]) Von hier verbreitete sie sich, den Tigris aufsteigend nach Bagdad und Mossoul, sowie nach den benachbarten Localitäten. Der Winter hemmte den weiteren Verlauf der Epidemie, welche man einen Moment als erloschen betrachten konnte; aber im Frühling 1890 trat die Cholera neuerdings in Mossoul auf und erreichte, rapid gegen Nordwest fortschreitend, Diarbékir, Orfa, Alep, Huma, Homs und

[5]) d e Mello B r e y n e r in den Protokollen der internationalen Sanitätsconferenz von Venedig 1897.

[6]) A n t o n o p o u l o s, in den Protokollen der internationalen Sanitätsconferenz von Dresden d. J. 1893, S. 71.

[7]) V i t a l i s - E f f e n d i, Protokolle der internationalen sanitären Conferenz von Dresden, 1893, S. 258.

[8]) P r o u s t, Les grandes Epidemies, Revue des deux mondes 1893 und La defense de l'Europe contre la peste, Paris, 1897, S. 89.

Tripoli, so einen immensen Halbbogen beschreibend und mit grosser Rapidität eine beträchtliche Strecke Landes durchseuchend, trotz der unbarmherzigsten Quarantänen, welche jede Stadt, jedes Dorf, jeder Weiler, mit unglaublicher Brulität errichteten.

Im nächsten Jahre dagegen trat mit der heftigen Hitze die Epidemie, welche durch mehrere Monate verschwunden war, in Aleppo neuerdings auf, setzte sich von da nach Damascus fort, wo sie erlosch, ohne Beyruth zu erreichen, trotzdem auf Anrathen des Dr. B r u n die Quarantänen zwischen Beyruth und Damascus unterdrückt und durch verständigere Mittel (Desinfectionen) ersetzt wurden.

Schon solche Thatsachen allein liessen die Landquarantänen unter den gegenwärtigen Verhältnissen der Türkei als problematische Maassregel erscheinen und eigentlich blos eine Berechtigung der Seequarantänen in diesen Gebieten anerkennen.

II.

Es kann nicht meine Absicht sein, eine Kritik der Q u a r a n t ä n e - G e s e t z g e b u n g in den einzelnen Staaten vor den entscheidenden Conferenzen zu geben. Wohl aber wird meines Erachtens nach die Anschauung der maassgebenden Fachmänner über den Stand dieser Frage zu einem gewissen Zeitpunkte am besten durch einige Thesen illustrirt, welche einer der hervorragendsten Epidemiologen aller Zeiten, A u g u s t H i r s c h, in einem im Jahre 1879 gehaltenen Referate[9]) aufgestellt hat.

Diese Thesen lauten:

I. Unter sämmtlichen Schutzmaassregeln, welche gegen die vom Auslande drohenden Volksseuchen ergriffen werden können, bietet die vollständige Aufhebung des Verkehres zwischen der inficirten und der zu schützenden Gegend die grösste Garantie des Erfolges.

Dieser Erfolg ist aber nur dann zu erwarten,

1. wenn die Absperrung eine absolute, d. h. so vollständige ist, dass die Seuche aus dem inficirten Lande weder direct, noch indirect (auf einem Umwege) in die zu schützende Gegend eingeführt werden kann,

---

[9]) Siebente Versammlung des deutschen Vereines für öffentliche Gesundheitspflege zu Stuttgart, deutsche Vierteljahrsschrift für öffentliche Gesundheitspflege XII. Bd., 1. Heft, S. 24 u. ff.

2. wenn dieselbe so lange aufrecht erhalten wird, bis die Seuche an allen Punkten, von welchen aus die Gefahr der Einschleppung droht, vollständig erloschen ist; die Ausführung dieser Maassregel ist daher nur dann möglich,

3. wenn der abgesperrte District so unabhängig von dem Verkehre mit dem inficirten Auslande ist, dass die Bevölkerung desselben ohne erhebliche Schädigung ihrer Existenz eine so vollkommene Verkehrsaufhebung für die ganze Dauer der Gefahr ertragen kann.

Nur in den allerseltensten Fällen (so namentlich in insular gelegenen Gebieten, welche einen internationalen Verkehr nicht haben oder mit ihrer Existenzfrage auf einen solchen nicht wesentlich angewiesen sind) sind diese Bedingungen gegeben, im Grossen und Ganzen wird es sich daher immer nur um eine Beschränkung des Verkehres handeln können und diese hat

II. in der Herstellung von Grenzsperren durch Cordons mit Etablirung bestimmter, durch Quarantänen geschützter Eintrittsstellen ihren praktischen Ausdruck gefunden.

So rationell diese Maassregel a priori erscheint, so stellen sich, wie die Erfahrung lehrt, ihrer praktischen Durchführung doch erhebliche Schwierigkeiten (besonders in der Aufrechterhaltung der Sperre, beziehungsweise Verhütung einer Durchbrechung derselben, in der Unsicherheit der Bestimmung über die Incubationsdauer der Krankheit, der Unkenntniss der Träger des Krankheitsgiftes und andere) und schwer wiegende Bedenken (vor Allem die mit dieser Verkehrsstörung verbundene enorme Schädigung der materiellen Volksinteressen) entgegen; sie gewährt demnach stets nur einen relativen Schutz gegen die Einschleppung übertragbarer Volkskrankheiten, ist zudem sehr kostspielig und wird daher nur dann gerechtfertigt sein, wenn vor Allem (mit Rücksicht auf die örtlichen Verhältnisse und die Art der Krankheitsübertragung) der Erfolg möglichst gesichert erscheint und die an die Verkehrsstörung geknüpften Opfer in einem Verhältnisse zur Wahrscheinlichkeit des Erfolges stehen.

III. Grenzsperren zu Lande mit Quarantäneanlage müssen als werthlos (weil eben nicht durchführbar und trügerisch) und (durch die Verkehrsbeschränkung) das öffentliche Wohl im höchsten Grade gefährdend, ganz verworfen werden.

An ihre Stelle muss eine strenge ärztliche Beaufsichtigung der Grenzorte, bis auf eine weitere Entfernung in das zu schützende Land hinein, treten. Je vereinzelter die Grenzorte liegen, je sparsamer die Verkehrsverhältnisse und Verkehrswege mit dem inficirten Nachbargebiete sind, einen um so grösseren Erfolg darf man sich von diesem Verfahren versprechen.

IV. Einen günstigeren Erfolg als Grenzsperren zu Lande verspricht eine Cordonirung der Küste mit Anlagen von Quarantänen in den Hafenstädten, da dem Verkehre hier natürliche Hindernisse gesetzt sind, derselbe also leichter zu überwachen und eine Durchbrechung des Cordons eher zu verhüten ist. Allein auch dieser Schutz ist immer nur ein relativer und mit schweren Opfern verbundener, daher ist die Maassregel nur gerechtfertigt,

1. bei Gelbfieber, dessen Einschleppung lediglich durch den maritimen Verkehr zu befürchten ist; daher zur Zeit des Vorherrschens dieser Krankheit auf der westlichen Hemisphäre in allen denjenigen Häfen der europäischen Küstenstaaten, welche mit den inficirten Gegenden in einem directen Verkehre stehen und deren klimatische oder Witterungsverhältnisse die Einschleppung der Krankheit und die weitere Verbreitung derselben als möglich erscheinen lassen, Seequarantänen einzurichten und für die Dauer der Gefahr aufrecht zu erhalten sind;

2. Wenn eine Einschleppung von Pest oder Cholera in den europäischen Continent oder die zu demselben gehörigen Inselstaaten droht, und zwar in denjenigen Häfen, welche der Gefahr zunächst ausgesetzt und den inficirten Gegenden des Auslandes so nahe gelegen sind, dass die Ueberfahrtszeit der aus denselben eintreffenden Schiffe weniger als die Incubationsdauer der betreffenden Krankheit in maximo beträgt;

3. beim Auftreten der Pest auf europäischem Boden; nach den in den letzten beiden Jahrhunderten gemachten Erfahrungen über die Verbreitungsart dieser Krankheit und über die Möglichkeit einer localen Begrenzung der Pestherde durch strenge Cordonirung derselben ist es unter allen Umständen geboten, Quarantänen gegen die aus dem verpesteten Gebiete kommenden Schiffe zu errichten und so lange aufrechtzuerhalten, als die den Häfen zunächst gelegenen und mit ihnen in einem directen Landverkehre stehenden Gegenden von der Seuche verschont sind.

Dagegen ist von Seequarantänen als Schutzmaassregel gegen das Einschleppen von Cholera ganz abzusehen, sobald die Seuche den europäischen Boden betreten hat, da die Verbreitung dieser Krankheit erfahrungsgemäss zu Lande weit schneller und sicherer als auf dem Seewege erfolgt, die mit der Verkehrsstörung verbundenen Missstände also auch nicht entfernt im Verhältnisse zu der Wahrscheinlichkeit eines Erfolges jener Maassregel stehen. Mit vollem Rechte hat man daher innerhalb der letzten Decennien in den nördlichen Küstenstaaten Europas und speciell in Deutschland von Seequarantänen gegen Cholera ganz Abstand genommen; behufs möglichster Sicherung gegen eine etwaige Einschleppung der Krankheit in Hafenstädte ist eine Ueberwachung und Regelung des Schiffsverkehres nach den Grundsätzen des von der Wiener Sanitätsconferenz des Jahres 1874 empfohlenen Inspectionsverfahrens überall einzuführen, wo ein Verkehr mit inficirten Häfen besteht, besonders so lange das Küstenland selbst von der Krankheit noch ganz verschont ist.

V. Mit der Quarantänirung der aus inficirten Gegenden auf Schiffen eintreffenden Personen ist ein strenges Reinigungs- und Desinfectionsverfahren der Effecten (der Schiffsmannschaft und der Passagiere) und auch (wie namentlich bei Gelbfieber) des Schiffes selbst zu verbinden.

Gebrauchte Effecten, welche als Handelsartikel aus inficirten Gegenden zur Einfuhr in seuchefreie Nachbarstaaten bestimmt sind, müssen für die Dauer der Epidemie und eine gesetzlich zu bestimmende Zeit nach Erlöschen derselben aus dem Verkehre ganz ausgeschlossen werden; eine anderweitige Beschränkung der Waareneinfuhr ist nicht gerechtfertigt."

Man kann diesen Aufstellungen die Anerkennung nicht versagen, dass sie in ausserordentlich nüchterner Weise den gemässigtesten Quarantänestandpunkt vertraten.

Gewiss muss man Hirsch in seiner verdammenden Beurtheilung der Landquarantänen, insbesondere wie sie zu seiner Zeit bestanden, Recht geben. Man gewinnt aber auch den Eindruck, als würde er in der Beurtheilung der Seequarantänen mehr die Wahrscheinlichkeit des Erfolges und das Verhältniss, in welchem der mögliche Erfolg zu der durch die Verkehrssperrung bedingten Schädigung des allgemeinen Wohles steht, in den Vordergrund stellen, als andere der Quarantäne-Institution, wie sie damals und noch in den späteren Jahren bestand, schwer anhaftende schädliche Momente.

Ein solches lag insbesondere in der grösstentheils hygienisch sehr mangelhaften Einrichtung der Quarantänen, welche dieselbe schon an und für sich zu einer Gefahr für alle Diejenigen, welche in ihnen untergebracht werden sollten, machen musste.

Ein sehr wesentlicher Uebelstand war darin zu suchen, dass wohl die Gesunden von den bereits Erkrankten gleich ab origine getrennt wurden, indem letztere in Lazarethe gelangten, dass aber die anfänglich Gesunden mit wenigen Ausnahmen alle gemeinsam bequartiert wurden, so dass es nicht zu vermeiden war, dass völlig intacte Individuen mit solchen in Berührung kamen, welche den Keim der Krankheit bereits in sich trugen. Es wurden so einerseits völlig gesunde Individuen durch den Contact mit bereits Inficirten gefährdet, andererseits aber auch die Quarantänedauer ausserordentlich verlängert, indem, so lange noch Epidemiefälle in der Quarantänestation auftraten, mit Hinzurechnung der gewissen, damals noch grösstentheils willkürlich angenommenen Incubationszeit, keine Freigebung der Detenirten verfügt werden konnte.

Selbstredend muss hier von jenen Fällen abgesehen werden, wo, wie im Oriente wohl nicht zu selten, der Bakschisch und andere Gefälligkeiten das Herz des strengsten Quarantänegewaltigen erweichen machten.

III.

Alle diese Uebelstände schrieen laut nach Reformen, welche um so urgenter wurden, als der sich stets lebhafter gestaltende Handels- und sonstige Verkehr mit dem Oriente die Gefahren der Importation von Seuchen aus jenen Ländern immer grösser erscheinen liess.

Die Einberufung der internationalen Sanitätsconferenzen zu Paris im Jahre 1851, zu Constantinopel im Jahre 1866 zu Wien im Jahre 1874, zu Washington im Jahre 1881, zu Rom im Jahre 1885, wurde durch die Einsicht der Regierungen veranlasst, dass es nothwendig sei, diese Fragen in einheitlicher, allen Interessen gerecht werdender Weise zur Lösung zu bringen.

Trotz des besten Willens der betheiligten Mächte und ihrer Vertreter bei den genannten Conferenzen, trotz oft mehrere Monate dauernder Verhandlungen, kam es zu keinem wirklichen greifbaren Resultate derselben. Wohl muss anerkannt werden, dass eine Reihe mit dem Gegenstande zusammenhängender Fragen eine gründliche Besprechung fand und dass damit auch die Basis für das Verhalten der einzelnen Regierungen geschaffen wurde, aber eine diplomatische Abmachung, eine bindende Convention, welche das ersehnte einheitliche Verhalten garantirt hätte, kam nicht zustande.

Wenn wir den Ursachen dafür nachgehen, so zeigt sich neben der Rivalität der Mächte eine, welche vor Allem das Zustandekommen eines Uebereinkommens verhinderte.

Der Punkt, auf welchem die Interessen der Staaten, der Natur der Sache nach, hauptsächlich aufeinander stiessen, waren die für Provenienzen aus dem extremsten Oriente in Betracht kommenden Quarantänen. Hier führte die Eröffnung des Suezcanales durch den mächtigen Aufschwung, welchen sie dem Verkehre mit Indien und dem äussersten Osten Asiens gegeben hatte, zu fortwährenden Reibungen und Collisionen. Es ist für Jedermann, der das Verhalten Englands in Fragen des Handels und Verkehres kennt, verständlich, dass ihm ein System, welches als Princip die unterschiedslose quarantänere Detention betrachtete, nicht sympathisch erscheinen konnte. Und das war der Grundzug des damaligen Systems. Jedes Schiff, welches aus einem verdächtigen oder inficirten Hafen kam, musste quarantänären Maassregeln unterworfen werden, welche natürlich, je nach dem sanitären Zustande des Schiffes, in ihrer Dauer variirten.

Erst als mit diesem Systeme gebrochen wurde und das Princip zur Geltung kam, wonach ein Communicationsganzes, z. B. ein Schiff, nicht mit Rücksicht auf seine Provenienz, sondern blos darnach beurtheilt wurde, wie lange es von einem verdächtigen oder inficirten Hafen ausgefahren war und wie sich der Gesundheitszustand seiner Bewohner seit dieser Zeit verhielt, erst seit diesem Momente ist es zu einer einheitlichen und bindenden internationalen Behandlung der Quarantänefrage gekommen. [10])

Dieses Princip kam in der ersten internationalen Sanitätsconferenz vom Jahre 1892 zum Durchbruche und man kann damit wohl mit Recht den Anbruch einer neuen Aera in der volkswirthschaftlich, völkerrechtlich und politisch so wichtigen Quarantänefrage bezeichnen.

IV.

Die nähere Vorgeschichte der Venediger Sanitätsconferenz vom Jahre 1892, der siebenten ihres Zeichens, [11]) ist in Kurzem folgende:

Von Jahr zu Jahr wuchs die Anzahl der Schiffe aus Indien und dem äussersten Osten Asiens, welche den Suezcanal passiren. Im Jahre 1890 betrug deren Ziffer mehr als 3300.

---

[10]) Siehe Thorne-Thorne, Protokolle der internationalen Sanitätsconferenz von Venedig des Jahres 1897, S. 39.

[11]) Eigentlich kann man correcterweise nur von fünf vorangegangenen sprechen, denn die Sanitätsconferenz von Jahre 1859 in Paris wurde wegen des Ausbruches des russisch-englisch-französischen Krieges vorzeitig aufgelöst.

Die bedeutenden Erleichterungen der Schifffahrt hatten zudem eine zunehmende Vergrösserung des Pilgerverkehres nach den für die Muhamedaner heiligen Stätten des Hedjaz zur Folge.

Welche Gefahr aus diesen Momenten für die sanitären Zustände der mittelländischen Staaten, sowie ganz Europas geschaffen wurden, braucht hier nicht näher ausgeführt zu werden. Die sanitären Verhältnisse des Rothen Meeres und die dort übliche Schiffsbehandlung mussten daher die Aufmerksamkeit der europäischen Regierungen in hohem Grade wach erhalten.

Die Ueberwachung der diesbezüglichen prophylaktischen Maassregeln war wohl zunächst die Aufgabe des internationalen Sanitätsconseils in Alexandrien.

Dieses Conseil hatte indessen nur in seinen Ursprüngen einen wirklich internationalen Charakter, verlor denselben aber im Laufe der Jahre immer mehr zu Gunsten der egyptischen Mitglieder, deren Anzahl im Jahre 1881 von drei auf neun erhöht wurde und seit der Occupation Egyptens durch die Engländer vollkommen von letzteren abhängig wurden, so dass die Majorität der Stimmen in der Regel zu Gunsten der freihändlerischen Vertreter Grossbritanniens entschied.

Da das Conseil nun über die jeweilige Behandlung der Schiffe, welche den Suezcanal passirten, zu entscheiden hatte, kann es nicht Wunder nehmen, dass, trotz der strengen Bestimmungen des Alexandriner Conseilreglements, den englischen aus Indien kommenden Schiffen in der Regel die denkbar grössten Erleichterungen für die Passage durch den Suezcanal gegeben wurde.

Die Bestimmungen dieses Reglements waren allerdings derart, dass es verständlich erscheint, wenn ein Staat, welcher 80 Percent des gesammten Schiffsverkehres für den Suezcanal lieferte, [12]) sie als sehr drückend empfand und deren Umgehung im Grossen, sowie in jedem einzelnen Falle anstrebte.

Es kann hier nicht auf die gesammten Bestimmungen des besagten Reglements eingegangen werden. Nur in den für die Quarantänefrage wichtigsten Punkten sollen sie hier Platz finden. [13])

---

[12]) Protokolle der Venediger Sanitätsconferenz vom Jahre 1892 S. 123.

[13]) Ibidem, S. 40.

Das Alexandriner Sanitätsreglement unterschied Schiffe mit Patente nette und Schiffe mit Patente brute.

Das Patente ist nette, wenn keine der in Frage kommenden Krankheiten (Pest, Gelbfieber, Cholera) im Lande, aus welchem das Schiff kommt, bestehen; im entgegengesetzten Falle ist das Patente brute.

Den Schiffen mit Patente nette wird nach Prüfung der Schiffspapiere oder weiterer kurzer Begutachtung sofort Libera pratiqua ertheilt mit Ausnahme gewisser besonderer Fälle, wie unhygienischer Verhältnisse des Schiffes u. s. w.

Die Schiffe mit Patente brute dagegen müssen unter allen Umständen den quarantänären Maassregeln unterworfen werden. Diese Maassregeln bestehen:

1. In einer einfachen Beobachtung (observation).
2. In einfacher Quarantäne (quarantaine simple).
3. In strenger Quarantäne (quarantaine de rigueur).

Die einfache Beobachtung gilt blos für Schiffe mit Patente nette, welche durch ihre Ueberfüllung oder schlechte hygienische Verhältnisse, durch Zweifel über den Gesundheitszustand der Schiffe während der Ueberfahrt oder an der Richtigkeit des Patentes zurückbehalten werden. Die Dauer der Observation währt von 1—3 Tagen mit nachfolgender ärztlicher Visite und bedingt in der Regel weder eine Ausschiffung der Passagiere und Waaren, noch eine Desinfection.

Die einfache Quarantäne gilt für Schiffe mit Patente brute oder für solche, deren Zustand von der Hafenautorität als brute betrachtet wurde (wenn z. B. einige Tage nach der Abfahrt im Abfahrtshafen die Krankheit [14] ausbrach oder das Schiff mit verdächtigen Provenienzen während seiner Fahrt in Berührung kam u. s. w.) ohne dass aber ein verdächtiger oder wirklicher Krankheitsfall an Bord vorgekommen wäre.

Die einfache Quarantäne besteht darin, dass das Schiff und seine Mannschaft, Passagiere und Waaren durch eine bestimmte Zeit in Contumaz gehalten werden, worauf dann die ärztliche Inspection erfolgt.

Die Dauer und Art der Contumaz ist je nach der Krankheit verschieden.

Bei Cholera kann die Quarantäne an Bord selbst durchgemacht werden und soll für jedes Schiff, welches während der

---

[14] Es sind hier immer die drei grossen Importationsseuchen: Pest, Cholera und Gelbfieber gemeint.

Ueberfahrt keinen sicheren oder verdächtigen Fall von Cholera gehabt hat, sieben volle Tage von der ärztlichen Inspection aus gerechnet werden.

In gewissen Fällen, insbesondere bei guten hygienischen Schiffsverhältnissen, kann die locale Sanitätsbehörde die Quarantänezeit vermindern und zwar nach folgender Scala:

Nach 8tägiger Ueberfahrt auf 6 Quarantänetage
„ 9 „ „ „ 5 „
„ 10 „ „ „ 4 „
„ 11 „ „ „ 3 „
„ 12 „ „ „ 2 „

nach mehr als 13tägiger Ueberfahrt auf 24 Stunden.

Für Kriegs- und Postschiffe, welche einen diplomirten Arzt an Bord haben, wurden noch folgende Erleichterungen concedirt:

Nach 8tägiger Ueberfahrt 3 Quarantänetage
„ 9 „ „ 2 „

Nach zehn- und mehrtägiger Ueberfahrt 24 Stunden.

Vor Erhalt der Libera pratica wird das Schiff desinficirt.

Bei der Pest müssen Passagiere und Waaren dieser Schiffe ausgeschifft und in einem Lazarethe durch volle 10 Tage quarantänirt werden.

Während dieser Zeit wird das Schiff einer eingehenden Desinfection unterzogen.

Für das gelbe Fieber gilt dasselbe, nur beträgt die Quarantänedauer blos 7 Tage.

Die strenge Quarantäne (quarantaine de rigueur) gilt für alle Schiffe, auf welchen entweder bei der Einschiffung oder während der Ueberfahrt oder aber bei der Ankunft sichere oder verdächtige Krankheitsfälle vorkommen.

Bei der strengen Quarantäne wird in allen Fällen die Schiffsladung ausgeladen, sämmtliche Passagiere werden in das Lazareth gebracht und die Waaren desinficirt.

Die strenge Quarantäne dauert für Cholera 7 Tage, für die Pest 15 Tage, für das gelbe Fieber 10 Tage.

Die Zeitdauer kann unter Umständen verlängert werden.

Die Quarantäne de rigueur kann nur in einem Lazarethe erster Ordnung durchgeführt werden, wohin gegebenen Falles ein verseuchtes Schiff zu dirigiren ist.

Ein solches Lazareth soll mit allen nothwendigen Behelfen versehen sein, insbesondere sind aber in demselben die Personen und Gegenstände, welche an verschiedenen Tagen eintrafen, abgesondert quarantänirt zu halten.

Zu bemerken wäre noch, dass für Pilgerschiffe besondere Bestimmungen bestanden, auf die indessen hier nicht näher eingegangen werden soll.

Wenn irgendwo das Sprichwort: „Allzu scharf macht schartig" Geltung hatte, so war es bei diesem hier auszugsweise, jedoch in seinen wesentlichen Bestimmungen wiedergegebenen Reglement der Fall. Die Maassregeln, welche von ihm stipulirt wurden, waren derart, dass ihre Strenge geradezu zu ihrer Umgehung herausforderte und die Consequenz war, dass das, wie schon hervorgehoben wurde, im antiquarantänistischen Fahrwasser segelnde Alexandriner Conseil eine so mangelhafte Controle ausübte, dass schliesslich von einer sanitären Prophylaxe am Suezcanale nicht mehr die Rede sein konnte. Ausnahmsbestimmungen gefährlichster Art von Seiten des Conseils für englische Schiffe waren an der Tagesordnung; die Capitäne und Schiffsärzte wurden so demoralisirt, dass sie sehr häufig bewusst falsche Declarationen über den Schiffszustand abgaben.

Die Desinfection wurde vernachlässigt und es wurde, um ja keine Verzögerung der Schifffahrt zu veranlassen, die Prüfung der Schiffspapiere und die Untersuchung der Reisenden sehr häufig bei Nacht vorgenommen, was gewiss nicht die Gründlichkeit dieser Maassnahmen erhöhte.

In der That erhielten notorisch inficirte Schiffe freie Durchfahrt durch den Suezcanal und veranlassten die so verhängnissvollen Cholera-Epidemien zu Toulon vom Jahre 1892 und zu Neapel vom Jahre 1893.

Ausserdem waren in der Erkenntniss der damals hauptsächlich in Betracht kommenden Krankheit, der Cholera, in den letzten Jahren solche Fortschritte gemacht worden, dass diese einzelne Bestimmungen des Reglements total veraltet erscheinen lassen mussten.

Es ist begreiflich, dass diese Verhältnisse die Regierungen Europas, insbesondere aber der an das mittelländische Meer grenzenden Staaten nicht gleichgiltig lassen konnten.

Oesterreich-Ungarn hatte durch seine Vertreter im Alexandriner Conseil zu wiederholten Malen gegen die ultra-protectionistischen Bestrebungen der dortigen Majorität Einsprache erhoben, Italien hatte durch seinen Wiener Botschafter bereits im August 1890 bei der österreichisch-ungarischen Regierung gemeinsame Schritte zur Sanirung der Quarantänezustände am Suezcanal vorgeschlagen.

2*

Ein entscheidender Schritt geschah aber erst, als Oesterreich-Ungarn, vom Bestreben geleitet, wenn auch nicht das
Allerbeste, so doch das unter den gegebenen Umständen er-
reichbare Beste zu erzielen, mit England ein Uebereinkommen
schloss, welches selbst für die inficirten und verdächtigen
englischen Schiffe die Passage durch den Suezcanal unter gewissen Cautelen concedirte, ohne dass diese gezwungen waren,
irgend eine Quarantäne in einer egyptischen Station durchzumachen.

V.

Dieses am 29. Juli 1891 in London zwischen dem
englischen Premier Salisbury und dem österreichisch-ungarischen Botschafter Grafen Deym abgeschlossene Uebereinkommen bildete den Ausgangspunkt aller späteren internationalen Sanitätsconventionen und möge daher hier in seinen
wesentlichsten die Quarantänefragen betreffenden Punkten
wiedergegeben werden. Diese lauten:

Es wird den englischen für einen Hafen der vereinigten
Königreiche [15]) bestimmten Schiffen, ob sie inficirt sind oder nicht,
ohne vorhergehende quarantänäre Detention unter folgenden drei
Bedingungen gestattet, den Suezcanal en quarantaine zu passiren:

1. In Suez wird die Prüfung der Schiffspapiere und Aus-
fragung der Commandanten behufs Constatirung des sanitären Zu-
standes des Schiffes vorgenommen.

2. Jedes inficirte oder verdächtige Schiff wird während seiner
Durchfahrt durch den Canal von verlässlichen Sanitätswächtern
begleitet, deren Hauptaufgabe in der Verhinderung jedes Con-
tactes mit den sich an den Ufern des Canales befindlichen Personen oder Gegenständen besteht. Jede Ein- oder Ausschiffung
im Canale ist solchen Schiffen untersagt.

3. Zur Controlirung der weiteren Fahrt eines solchen Schiffes,
respective Verhütung des Anlaufens des Hafens eines anderen
Staates als des grossbritannischen werden von Suez aus durch
den Conseil sanitaire auf Kosten des englischen Schiffes alle Häfen
des mittelländischen Meeres telegraphisch vom Bestimmungsorte
des Schiffes verständigt. Dies gilt nicht für Postschiffe, deren
Curs genau bekannt ist, sowie für Schiffe, deren Bestimmungsort

---

[15]) Darunter sind die Häfen Englands, Schottlands und Irlands ver-
standen, wie spätere Erläuterungen feststellten.

von vorneherein ausserhalb Englands liegt, vorausgesetzt, dass der betreffende Staat sich mit den Quarantänedurchgangs-Bestimmungen einverstanden erklärt.

Jeder Staat kann gegen Schiffe, welche ohne zwingende äussere Gründe (Sturm oder sonstige Unglücksfälle) den angegebenen Curs verlassen, im eigenen Wirkungskreise strafweise vorgehen.

Die aus grossbritannischen Häfen (darunter ist diesmal auch Indien gemeint) kommenden Provenienzen werden nach einer unbeanständeten Ueberfahrt von zehn oder mehr Tagen weder als inficirt, noch als verseucht betrachtet.

Schliesslich werden durch dieses Uebereinkommen dieselben Begünstigungen auch den nicht unter britannischer Flagge segelnden Schiffen eingeräumt.

Die Gesichtspunkte, welche die englische Regierung bei der Fassung dieses Abkommens leiteten, sind evident. Für sie ist ein möglichst directer und ungehinderter Verkehr zwischen ihren asiatischen Besitzungen, und speciell Indien, und dem Mutterlande eine Lebensfrage und andererseits wird die Distanz, welche Port-Said von den englischen Häfen trennt, an und für sich für England eine genügende Garantie. Dank dieser Entfernung hat jedes Schiff, welches vom Suezcanal nach England kommt, während der Fahrt selbst eine genügende Quarantänezeit durchgemacht.

Bei der Beurtheilung dieser diplomatischen Uebereinkunft vom Standpunkte Oesterreich-Ungarns aus ist das Datum ihrer Unterfertigung nicht zu übersehen. Knapp ein halbes Jahr trennte dieses von dem Zeitpunkte des Zusammentrittes der Venediger Conferenz. Wenn auch die ganze Fassung der Londoner Convention vom Juli 1891 anscheinend blos die möglichste Wahrung der britischen Handels- und Verkehrsinteressen und die von Zeit und Geld kostenden Quarantäneplackereien unbehelligte Communication der englischen Colonien Ostasiens mit dem Mutterlande vor Augen zu haben schien, so war es den Wiener Urhebern der Vereinbarung offenbar darum zu thun, durch weitgehende Concessionen gegenüber dem radicalsten Gegner aller Prohibitionsmaassregeln eine Basis zur internationalen Beleuchtung und Regelung der Quarantänezustände im Rothen Meere und Suezcanale zu gewinnen.

Es gelang auch thatsächlich der österreichisch-ungarischen Regierung die Einwilligung der Mächte zum Zusammentritte der Conferenz zu erlangen. Die Eröffnung der Conferenz erfolgte am 5. Jänner 1892 zu Venedig und bestand das Programm derselben neben der Frage der Reorganisation des Alexandriner Conseils im Sinne der Eindämmung des englischen Einflusses hauptsächlich in der Berathung über das austro-englische Uebereinkommen.

Es wird ein dauerndes Verdienst der österreichisch-ungarischen Regierung bleiben, den Impuls zu dieser Conferenz gegeben zu haben, welche die Quarantänefrage in ein den modernen wissenschaftlichen Bedürfnissen, sowie den Anforderungen des Verkehres und der Handelsinteressen entsprechendes Geleise brachte, sowie neue Gesichtspunkte feststellte, auf welchen alle späteren diesbezüglichen Unterhandlungen weiterbauten.

Als die wissenschaftlich und praktisch bedeutsamste Frucht der Venediger Berathungen vom Jahre 1892 muss indessen eine Proposition des französischen Delegirten, Professor P r o u s t's, bezeichnet werden, welche dieser eminente Hygieniker, der wohl gegenwärtig als eine der ersten Autoritäten in diesen Fragen zu betrachten ist, gleich im Anfange der Conferenzsitzungen vorlegte.

P r o u s t wendete sich mit aller Schärfe gegen die Tendenz des austro-englischen Abkommens, allen englischen Schiffen ohne Unterschied die freie Passage durch den Suezcanal zu gewähren. Er betonte, dass die Schiffsgesellschaften der anderen Staaten im Interesse ihrer Concurrenzfähigkeit bald dieselben Begünstigungen beanspruchen müssten, [16]) dass eine Verhinderung der Communication der Schiffe mit den Ufern im engen Suezcanale nicht ausführbar ist, dass ein Missbrauch von Seiten der Schiffscapitäne trotz der im Protokolle angegebenen Vorsichtsmaassregeln nicht ausgeschlossen ist, indem die Schiffe an anderen Häfen als ihrem Bestimmungsorte landen könnten. Ein einziger Krankheitsfall eines einzigen Schiffes kann aber die Epidemie nach den Mittelmeerländern und damit nach Europa und Amerika bringen, wodurch dann wieder strenge Quarantänen im alten Sinne des Wortes und damit alle möglichen Behinderungen des Handels und Verkehres bedingt würden.

Vor Allem sprach sich aber P r o u s t gegen die anglo-indische Doctrine aus, wonach Schiffen, welche aus einem

---

[16]) Protokolle der Venediger Sanitätsconferenz vom Jahre 1892, Seite 23.

Hafen Indiens stammten, in welchem die Cholera nur endemisch und nicht epidemisch herrschte, jedenfalls Patente nette gegeben werden solle.

Er machte dagegen den Vorschlag, dass jedes Schiff vor seinem Eintritte in den Suezcanal einer genauen ärztlichen Inspection unterzogen werde.

Diese soll dann die Schiffe in drei verschiedene Kategorien einreihen, wonach eine differente Behandlung einzutreten hat.

Diese drei Kategorien sind:

1. Unverseuchte Schiffe (navires indemnes).
2. Verdächtige Schiffe (navires suspects).
3. Inficirte Schiffe (navires infectés).

Die unverseuchten Schiffe erhalten nach ärztlicher Visite unverzüglich Libera pratica und werden nicht der bis dahin für Schiffe mit Patente brute vorgeschriebenen 24stündigen Observation unterworfen.

Für die verdächtigen Schiffe, d. h. solche, welche bei der Abreise oder während der Ueberfahrt Fälle von Cholera hatten, aber keinen neuen Fall seit acht Tagen, gilt eine verschiedenartige Behandlung, je nachdem sie einen Arzt und einen Desinfectionsapparat an Bord haben oder nicht.

a) Die Schiffe mit Arzt und brauchbarem Desinfectionsapparate dürfen unter bestimmten Cautelen den Suezcanal passiren, denn, wenn ein Fall von Cholera im Canale oder weiterhin ausbrechen sollte, wäre ja die weitere Ausbreitung der Krankheit durch den Arzt und den Desinfectionsapparat bekämpfbar.

b) Die verdächtigen Schiffe ohne Arzt und Desinfectionsapparat werden an den Mosesquellen (der sanitären Station bei Suez) zurückgehalten, wo die Desinfection der schmutzigen Wäsche und der übrigen empfänglichen Objecte, sowie eine Untersuchung des Gesundheitszustandes des Schiffes vorgenommen wird.

Die inficirten Schiffe, d. h. solche, welche Cholera an Bord haben oder im Laufe der letzten acht Tage Fälle der Krankheit gezeigt hatten, werden gleichfalls, je nachdem sie Arzt und Desinfectionsapparat an Bord haben oder nicht, different behandelt.

a) Die Schiffe ohne Arzt und Desinfectionsapparat werden an den Mosesquellen angehalten, die Kranken ausgeschifft und in einem eigenen Spitale isolirt. Es wird eine vollkommene Desinfection vorgenommen.

Die gesunden Passagiere werden ausgeschifft u n d i n
m ö g l i c h s t   k l e i n e n   G r u p p e n   i s o l i r t ,   s o   d a s s   i m
F a l l e   d e s   A u f t r e t e n s   e i n e r   C h o l e r a - E r k r a n k u n g
d i e   A n z a h l   d e r   v o n   d e m   E i n z e l f a l l e   v e r s e u c h t e n
M i t p a s s a g i e r e   e i n e   m ö g l i c h s t   k l e i n e   w i r d . Die
schmutzige Wäsche, die Gebrauchsgegenstände, die Kleider
der Reisenden und der Schiffsmannschaft werden desinficirt,
sowie auch das Schiff selbst.

Die Reisenden bleiben fünf Tage in der Station an den
Mosesquellen. Wenn die Cholerafälle auf mehrere Tage zurückdatirten, kann die Dauer der Isolirung vermindert werden.

b) Besitzt das inficirte Schiff einen Arzt und Desinfectionsapparat, so kann die sanitäre Behörde (damit ist jene
von Suez, respective das Conseil in Alexandrien gemeint) bereits vor Ablauf der fünf Tage die Passage en quarantaine
für das Schiff gestatten.

Man muss in der That anerkennen, dass die Propositionen P r o u s t's ein Minimum von vexatorischen Maassregeln
mit einer glücklichen Berücksichtigung der erst in der kurz
vorangegangenen Zeit erfolgten Forschungsergebnisse ver-
einigte. Denn es ist zweifellos, dass, wie auch B r o u a r d e l,
der Mitdelegirte P r o u s t's, in rückhaltloser Anerkennung
der Leistungen des fremdländischen Forschers hervorhob, es
die Entdeckung des Cholerabacillus durch R o b e r t K o c h
war, welche das wirksame Bekämpfen der Cholera im Wege
der Desinfection ermöglichte, sowie auch die Wege der Verbreitung des Choleragiftes näher rückte. K o c h hatte nach-
gewiesen, dass die Cholera durch die Ausscheidungen, insbesondere die Fäcalien der Kranken propagirt wird, dass in
Folge dessen die beschmutzte Wäsche der Kranken der ge-
fährlichste Träger des Choleragiftes wird und dass die Lebens-
fähigkeit des Choleravirus eine sehr langdauernde ist. B r o u-
a r d e l hob hervor, dass dieses beispielsweise in New-York
noch nach einem Jahre eine Epidemie produciren konnte. [17])

Zudem hatte seit den früheren Conferenzen die Construc-
tion der Dampfdesinfections-Apparate eine Vollendung erreicht,
welche ihre Verwendung zur raschen und sicheren Desinfection absolut verlässlich erscheinen liess, so dass mit ihnen
als einem wirksamen Factor für die Verhinderung der Krank-
heitsimportation via Schiffsverkehr gerechnet werden konnte.

---

[17]) Rede B r o u a r d e l's in den Protokollen der Venediger Sanitäts-
Conferenz vom Jahre 1892. S. 27 u. ff.

Durch die von Proust und Brouardel vertretenen Propositionen der französischen Delegirten bei der Venediger Conferenz vom Jahre 1892 waren demnach auf Grund der wissenschaftlichen Forschungsresultate der Neuzeit zwei wichtige Factoren in die internationale Schiffssanitäts-Gesetzgebung eingeführt worden: das bedeutungsvolle Eingreifen des Schiffsarztes in die Quarantäneschicksale seines Schiffes, sowie die Werthschätzung des Desinfectionsverfahrens für die Verminderung der Detentionszeit eines Schiffskörpers und seiner Beurtheilung als schädliches oder unschädliches Uebertragungsvehikel der Krankheit.

Ausser diesen beiden Momenten und im Zusammenhange mit ihnen lagen in den Proust'schen Vorschlägen noch verschiedene andere neue Gesichtspunkte von weittragender Bedeutung.

Vor Allem die schon betonte individualisirende Behandlung der einzelnen Schiffe, je nach ihrem jeweiligen Gesundheitszustande, respective nach ihrem sanitären Zustande während der Fahrt.

Die Beurtheilung der Provenienz des Schiffes wurde völlig in den Hintergrund gedrängt und im Vertrauen auf die Verlässlichkeit der Aerzte, sowie die antibacilläre Wirksamkeit der Desinfectionsapparate für eine wichtige Gruppe der in Betracht kommenden Schiffe (für alle verdächtigen und auch für gewisse inficirte) die Contumazzeit gewissermaassen in die Ueberfahrt zurückverlegt, so dass nur eine minimale Zahl von Schiffen zurückbleiben konnte, welche eine niemals länger als fünf Tage dauernde Purgirung an den Mosesquellen über sich ergehen zu lassen hatte. [18])

Ferner die Betonung der Nothwendigkeit, die auszuschiffenden gesunden Passagiere aus den inficirten Schiffen in möglichst kleinen und dafür zahlreichen von einander unabhängigen Einzelgruppen zu isoliren, wodurch in der That die Gewähr gegeben sein konnte, Infectionen innerhalb der Quarantänestationen möglichst zu vermeiden und so einerseits die Reisenden selbst zu schützen und andererseits die Quarantänedauer nicht durch sich wiederholende Infectionen in den Stationen selbst in's Ungemessene zu verlängern.

Eine gerechte Beurtheilung musste auch zugestehen, dass in dem Vorschlage, alle nicht verdächtigen und nicht

---

[18]) Auf die Wirksamkeit der beiden Schutzfactoren soll später des Näheren eingegangen werden.

inficirten Schiffe unverzüglich frei passiren zu lassen, das grösste Entgegenkommen gegenüber den Handels- und Verkehrsinteressen und ein wesentlicher Fortschritt gegenüber dem alten Alexandriner-Reglement gelegen war.

Diese Auffassung wird noch naheliegender, wenn das thatsächliche numerische Verhältniss der drei Schiffskategorien zu einander berücksichtigt wird. Es kann von ernsthaften Hemmungen des Verkehres nicht geredet werden, wenn unter 20.000 Schiffen, welche in den Jahren 1885—1891 bei Suez anliefen, blos 22 als verdächtig oder inficirt zurückbehalten hätten werden müssen, falls damals schon die Proust'schen Bestimmungen Geltung gehabt hätten. [19])

Diese verschwindend kleine Anzahl von Schiffen steht wohl in keinem Verhältnisse zur Grösse des Unglückes, welches ein nach Europa verschleppter Cholerafall zu verursachen vermag.

Aber auch in der Behandlung jedes einzelnen Falles zeigten die Vorschläge Proust's und Brouardel's die Tendenz, wesentliche Erleichterungen gegenüber den alten Reglements zu schaffen.

Nach diesen konnten Schiffe, welche weder inficirt noch wirklich verdächtig waren, blos wenn sie Träger des Patente brute oder wenn sie von der Suezer Sanitätsbehörde als im État brut befindlich erklärt wurden, verpflichtet werden, den Canal en quarantaine zu passiren.

Nach dem Systeme der französischen Forscher können unverdächtige Schiffe ohne Rücksicht auf ihr Patent nach ärztlicher Visite frei den Canal passiren.

Nach dem bis zur ersten Venediger Conferenz giltigen Reglement wurde jedes Schiff als inficirt betrachtet, wenn es überhaupt Fälle von Cholera an Bord hatte, zu welcher Zeit immer sie aufgetreten sein mögen und wurde es darnach den strengen Quarantänen unterworfen.

Das französische System erklärt Schiffe nur als inficirt, wenn die Cholera in den letzten acht Tagen aufgetreten war. Es ist sonst nur verdächtig und wird als solches blos, wenn es ohne Arzt und ohne einen Dampfdesinfections-Apparat ist, Desinfectionsmaassregeln unterworfen; es wird aber der einfachen Passage en quarantaine unterzogen, wenn es Arzt und Desinfectionsapparat besitzt.

---

[19]) Protokolle der internationalen Sanitätsconferenz von Venedig des Jahres 1892, S. 26.

Die infici rten Schiffe werden schliesslich nach dem französischen Systeme blos der kurzen Retenirung von fünf Tagen unterzogen, welche unter Umständen, falls sie Arzt und Desinfectionsapparat besitzen, noch abgekürzt werden kann.

Vor Allem war durch diese Propositionen der Vortheil gegeben, dass das Hauptgewicht der Beurtheilung vom mystischen Schiffspatente auf den thatsächlichen Gesundheitszustand des Schiffes übertragen wurde.

VI.

Wie sehr Proust mit seinen Vorschlägen den Nagel auf den Kopf getroffen hatte, zeigte der Verlauf der Venediger Conferenz. Ein ernsthafter Widerstand war nur von Seite des englischen Delegirten aufgetreten. Auch dieser wahrte eigentlich nur den insulären Standpunkt der britischen Seemacht. Mr. Lowther liess wiederholt durchblicken, dass es den Engländern um den Schutz des continentalen Europas blutwenig zu thun sei, durch seine exponirte Stellung und seine vortrefflichen sanitären Einrichtungen kann das Inselreich ruhig Epidemien in seiner Nachbarschaft aufflackern sehen. Es liegt ihm daher gar nichts daran, wenn auch anderen Staaten die freie Passage en quarantaine für Schiffe aller Kategorien gestattet werde, jede Nation solle die volle Freiheit der Action in administrativer und legislativer Hinsicht haben. „Chacun chez soi, fasse ce que bon lui semble", „Chacun est maitre chez soi", sind wohl Aussprüche, welche sich schroff gegen das ganze Princip der internationalen sanitären Vereinbarungen wenden, deren Anhänger England übrigens nie gewesen ist.

Die sachlichen Argumente Lowther's gegen das System der französischen Delegirten standen auf schwachen Füssen. Er meinte, [20] dass es auch nach diesem zu falschen Declarationen von Seiten der Schiffscapitäne kommen könne, dass es sicherer ist, die Schiffe direct en quarantaine durch den Suezcanal passiren zu lassen, als sie vorher dort Desinfectionsproceduren zu unterwerfen, weil sich in diesem Falle die sanitären Behörden des Bestimmungshafens nicht auf die von unbekannten und uncontrolirbaren Factoren im Auslande vorgenommenen Maassregeln verlassen und selbst energisch und wirksamer vorgehen können.

[20] Protokolle der Venediger Conferenz vom Jahre 1892, S. 102.

Vom Standpunkte der zu Egypten im Protectorverhält-
nisse stehenden Macht hob schliesslich der Vertreter Englands
die Besorgniss hervor, dass die Errichtung von Lazarethen
für Erkrankte und Detentions-Etablissements für die Passagiere
inficirter Schiffe (ein solches zählt ja unter Umständen viele
Hunderte von Personen) eine grosse Gefahr für Egypten mit
sich bringen könnte uud „wir wollen Egypten nicht einem
Risico aussetzen, welches wir für unendlich grösser halten,
als den Transit en quarantaine."

Naturgemäss griff der egyptische Delegirte B o u t r o s
Pascha die vom englischen Protector vorgesungene Melodie
bereitwillig auf. Egypten stellte sich seit jeher und noch bis
in die jüngste Zeit auf den Standpunkt, dass die Quarantäne-
Institutionen nicht zu seinem, sondern blos zum Schutze
Europas dienen. [21]) Diese Anschauung hält gewiss ernsthaften
Einwendungen nicht Stand, entspricht auch durchaus nicht
den thatsächlichen Verhältnissen, hat aber die für Egypten
praktische Unterlage, dass es sich auf Grund derselben den
Beiträgen zu den beträchtlichen Kosten der Quarantänestationen mit einem gewisen Anscheine der Berechtigung entziehen kann. Es ist daher begreiflich, dass die egyptische
Delegation die Befürchtungen L o w t h e r's mit Freuden auf-
griff und sich energisch gegen das Ausschiffen der gesunden
Mitreisenden eines inficirten Schiffes und für die Passage en
quarantaine desselben nach durchgeführter Desinfection aussprach, was natürlich die Vorsichtsmaassregeln zum Schutze
der Mittelmeerstaaten auf ein Minimum reduciren hiesse.

Mit Ausnahme der Einwände von Seiten Grossbritanniens
und Egyptens stimmten alle Theilnehmer den Propositionen
der französischen Gelehrten bei. Selbst die Vertreter der
ultraquarantänistischen Staaten des mittelländischen Meeres
— manche allerdings im Hinblicke auf ihre durchaus quarantänistisch gesinnte Bevölkerung, wie z. B. die Spaniens,
Griechenlands -- schweren Herzens, brachten nur unwesent-
liche Modificationen bei.

Eine erfolgreiche Thätigkeit im Ausgleichen der Gegen-
sätze entwickelte der erste Delegirte Oesterreich-Ungarns
Graf K u e f s t e i n, welcher sich als gewandter und sach-
kundiger Diplomat der schwierigen Aufgabe unterziehen
musste, einerseits das auch von seiner Regierung vorgelegte
Programm, wenn es auch eigentlich nur das Mittel zum

---

[21]) Protokolle der Venediger Conferenz vom Jahre 1892, S. 266.

Zwecke war, nicht zu sehr zu verlassen und andererseits nicht den seinem und seiner Regierung Herzen näherstehenden Reformen entgegenzuarbeiten. So setzte er bei den Verhandlungen, wie aus fast jeder Seite der Protokolle ersichtlich ist, die führende Rolle fort, welche Oesterreich-Ungarn in der die Wohlfahrt Europas so enge berührenden Angelegenheit seit jeher gespielt hatte.

Nicht vergessen soll auch werden, dass einige wichtige Glieder, welche als Neuerungen in die Kette des durch die Venediger Conferenz stipulirten Reformwerkes aufgenommen wurden, so die Institutionen der Gardes sanitaires für den Transitverkehr, die Einrichtung der Telegramme, welche an alle Häfen des Mittelländischen Meeres bei der Durchfahrt der fraglichen Schiffe zu richten sind und das Strafrecht für die Schiffe, welche von ihrem bestimmten Curse abweichen, aus dem von der österreichisch-ungarischen Regierung vorgelegten Programme übernommen wurden.

So kam denn die Convention im Sinne der französischen Vorschläge zustande und hatte in ihren, das Princip des Transits en quarantaine, sowie die Dauer derselben betreffenden Stellen folgenden Wortlaut:

Das Princip der Passage en quarantaine für Schiffe durch den Suezcanal, welches im österreichisch-ungarisch-englischen Protokolle formulirt wurde, wird unter folgenden Bedingungen acceptirt:

Es werden die Schiffe in drei Classen eingetheilt:
1. Unverseuchte Schiffe.
2. Verdächtige Schiffe.
3. Inficirte Schiffe.

1. Die unverseuchten Schiffe erhalten sofort nach ärztlicher Untersuchung (visite médicale) Libera pratica, mag die Natur ihres Patentes welche immer sein. So werden Schiffe mit Patente brute nicht mehr wie bisher einer 24stündigen Beobachtung (Observation) unterworfen.

2. Die verdächtigen Schiffe sind solche, auf welchen im Momente der Abfahrt oder während der Ueberfahrt Choleraerkrankungen auftraten, aber kein neuer Fall während der letzten sieben Tage. [22]) Diese Schiffe werden, je nachdem sie einen Arzt und Dampfdesinfections-Apparat an Bord haben oder nicht, verschieden behandelt.

[22]) Die Ziffer von acht Tagen im ursprünglichen Projecte Proust's wurde im Laufe der Verhandlungen auf sieben herabgesetzt.

a) Die Schiffe mit Arzt und Dampfdesinfections-Apparat an Bord werden bei Erfüllung der gewünschten Bedingungen zur Passage des Canales en quarantaine nach dem Reglement zugelassen.

b) Die Schiffe ohne Arzt und Desinfections-Apparat werden vor Zulassung zum Transit en quarantaine bei den Mosesquellen so lange zurückbehalten, als es die Desinfection der schmutzigen Wäsche, der empfänglichen Gegenstände und die Feststellung des Gesundheitszustandes des Schiffes erfordert.

Wenn es sich um ein Postschiff oder einen Passagierdampfer ohne Desinfections-Apparat, aber mit einem Arzte an Bord handelt und die locale Sanitätsbehörde die Gewissheit hat, dass sanitäre und Desinfectionsmaassregeln entweder bei der Abreise oder während der Ueberfahrt getroffen wurden, so kann sie Passage en quarantaine bewilligen.

Solche Schiffe können sogar nach erfolgter Desinfection in Suez Libera pratica erhalten, wenn der letzte Cholerafall vor mehr als 14 Tagen aufgetreten war.

Die nach Egypten reisenden Passagiere eines Schiffes mit einer kürzeren als 14tägigen Ueberfahrt werden bei den Mosesquellen ausgeschifft und durch 24 Stunden isolirt, ihre schmutzige Wäsche und Gebrauchsgegenstände desinficirt, worauf sie Libera pratica erhalten.

3. Die inficirten Schiffe sind solche, welche Cholera an Bord haben oder auf denen sich neue Fälle innerhalb der letzten sieben Tage ereigneten. Sie werden in gleicher Weise wie die verdächtigen Schiffe in zwei Gruppen getrennt.

a) Die Schiffe ohne Arzt und Desinfections-Apparat werden bei den Mosesquellen angehalten, die Kranken ausgeschifft und in einem Spitale isolirt. Es wird eine gründliche Desinfection vorgenommen. Die gesunden Passagiere werden gleichfalls ausgeschifft, in möglichst kleinen Gruppen isolirt, so dass im Falle des Ausbruches der Cholera in einer Gruppe das als inficirt zu betrachtende Ensemble ein denkbarst geringes zu sein braucht. Die schmutzige Wäsche, die Kleider und Gebrauchsgegenstände der Schiffsmannschaft und der Passagiere, wie das ganze Schiff werden desinficirt.

Von dem Ausladen der Waaren wird abgesehen und nur die Desinfection der inficirten Schiffstheile vorgenommen.

Die gesunden Reisenden werden fünf Tage in der Station zurückbehalten und kann diese Zeit, wenn die letzten Choleraerkrankungen auf längere Zeit zurückdatirten, noch entsprechend vermindert werden.

b) Letztere Begünstigung kann für Schiffe mit Arzt und Desinfections-Apparat an Bord in der Regel nach vollführter Desinfection ertheilt werden.

Für Postschiffe beurtheilt die locale Sanitätsbehörde, falls die Krankheit blos einen begrenzten Theil des Schiffes ergriffen haben sollte, die Nothwendigkeit der Ausschiffung, die Zahl der auszuschiffenden Personen, sowie die zu desinficirenden Stellen des Schiffes. Nachdem diese Proceduren vollführt wurden, kann das Schiff nach Abgabe der Kranken oder mit solchen in verdächtige Berührung gekommenen den Canal en quarantaine passiren.

Bei grossen, der militärischen Disciplin unterworfenen Truppentransporten und der Anwesenheit eines Arztes und eines Desinfections-Apparates auf dem Schiffe, kann die locale Sanitätsbehörde blos die Ausschiffung jener Personen verfügen, welche in dem Schiffstheile sich aufhielten, wo die Cholera ausgebrochen war. Dieses, sowie die Gebrauchsgegenstände aller Personen, welche mit Cholerakranken in Berührung kamen, werden desinficirt.

Die sanitäre Schiffsbehörde hat unter Eid die inficirten oder verdächtigen Schiffstheile zu bezeichnen. Die schmutzige Wäsche der übrigen Truppen wird auf dem Schiffe desinficirt. Zu diesem Zwecke kann unter Umständen ein mittelst Ponton herbeigebrachter Dampfdesinfections-Apparat die Desinfectionsarbeiten beschleunigen.

Die inficirten Schiffe, welche für Egypten Libera pratica verlangen, werden fünf Tage nach Auftreten des letzten Cholerafalles an Bord an den Mosesquellen zurückgehalten.

Wie aus dem Vergleiche mit den ursprünglichen Thesen Proust's zu ersehen ist, kamen die Grundzüge derselben in der beschlossenen Convention völlig zur Geltung. Trotz des anfänglichen grimmigen Widerstandes erklärte sich sogar der Delegirte Englands auf Grund von seiner Regierung eingelangten Instructionen im Principe mit den Beschlüssen einverstanden. Die völlige Zustimmung Englands scheiterte blos an einer Detailfrage. Die eingehendere Erörterung derselben ist nicht so sehr wegen ihrer Wichtigkeit für das Wesen der Quarantänefrage, als wegen des völkerpsychologischen Interesses, welches jedes Beispiel hartnäckiger Vertheidigung maritimer und volkswirthschaftlicher Einrichtungen selbstbewusster Nationen bietet, einer Besprechung werth.

Den Postschiffen und Truppentransportschiffen räumte das oben citirte Uebereinkommen, zumeist wohl mit Rücksicht auf ihre von vorneherein festgestellte Endbestimmung, welche die Controle ihres Curses erleichtert, eine Reihe von wesentlichen Erleichterungen ein, welche die ihnen auferlegten Beschränkungen de facto nur auf ein Ausschiffen der von der Krankheit zunächst Betroffenen, sowie auf die nothwendigste Desinfection beschränkt erscheinen liess. Der Delegirte Englands gab sich damit nicht zufrieden. Er verlangte, dass Truppentransporten und blos zum Passagierverkehre bestimmten Schiffen, welche direct nach einem Hafen der vereinigten Königreiche steuern, die Passage en quarantaine ohne jeden Aufenthalt concedirt werde. Praktisch galt dieser Vorschlag damals blos für die erste Kategorie von Schiffen, denn Passagierdampfer, welche direct von Port-Said nach England, ohne irgendwo Aufenthalt zu nehmen, fahren, gab es weder damals, noch gibt es solche heute. Für diese Kategorie war das Amendement Mr. Lowther's daher blos eine Art Zukunftsmusik. Anders für die Truppentransportdampfer. Die von Indien heim reisenden englischen Soldaten wollen und sollen diese Fahrt möglichst rasch und ohne Unterbrechung durchmachen. Sie haben keine Veranlassung, sich während der Fahrt irgendwo aufzuhalten und streben nach fünf- oder sechsjähriger Dienstzeit in den Colonien mit Macht nach Hause zu gelangen.

Dem Verlangen Englands konnte natürlich die Majorität der Conferenz nicht entsprechen. Nach dem Principe der Gleichberechtigung hätten alle anderen Mächte dieselben Erleichterungen für ihre Schiffe derselben Kategorien beansprucht. Selbst wenn auch wirklich die Absicht bestanden hätte, die directe Route nach England einzuschlagen, konnten Sturm und andere Unglücksfälle inficirte Truppentransportschiffe nach einem Hafen der Mittelmeerländer verschlagen und damit die Epidemie dorthin importiren. Gerade Truppentransportschiffe sind aber unter Umständen recht gefährlich. Sie haben oft geschwächte, reconvalescente, direct aus Choleraspitälern kommende Soldaten an Bord, sind zumeist überfüllt und gilt dies insbesondere für die englischen Truppenschiffe, da der englische Soldat Weib und Kinder mit sich führen darf.

Mit Recht hob ein Delegirter hervor, dass es auf die Sanitätsorgane in Suez einen eigenthümlichen Eindruck machen musste, wenn gerade solche Schiffe undesinficirt zur Passage en quarantaine zugelassen werden würden. [28]

---

[28] Beco, Protokolle der Venediger Conferenz vom Jahre 1892, S. 177.

Diese Erwägungen liessen das Amendement Mr. L o w-
t h e r ' s zu Falle kommen und auch einen Vorschlag
P a g l i a n i's, wonach blos die Cholerakranken der fraglichen
Schiffskategorien, sowie deren beschmutzte Wäsche und Gebrauchsgegenstände ausgeschifft werden, während die Schiffs-
räume von den Schiffsbehörden selbst desinficirt werden sollen
und so das Schiff sofort Passage en quarantaine erhalten
könnte, nicht acceptiren. Es erschien bei der geringfügigen
Anzahl von Schiffen, welche hier in Betracht kommen (zwei
in sieben Jahren), der Conferenz nicht gerathen, die eben
adoptirten fundamentalen Principien des Systems umzu-
stossen. [24])

So kam die Convention der Venediger Conferenz zustande, England stimmte ihr aber nicht bei.

VII.

Bei der oftmaligen Erwähnung des Ausdruckes Passage
en quarantaine dürfte es von Interesse sein, die von der
Conferenz stipulirten Bestimmungen für diesen wichtigen Theil
des Systems hier anzuführen.

Bestimmungen für die Passage des Suezcanales en quarantaine (Réglement pour le transit):

1. Die Sanitätsbehörde in Suez ertheilt die Erlaub-
niss zur Passage en quarantaine; der Conseil wird unverzüglich
informirt und entscheidet in zweifelhaften Fällen.

2. Ein auf Kosten des Schiffes an die Sanitätsbehörden jeder
Macht entsendendes Telegramm wird alsbald abgesendet. Jeder
Staat hat das Recht gegen Schiffe, welche vom zuerst angegebenen
Curse abweichen und unerwartet einen Hafen dieses Staates an-
laufen, Strafen auszusetzen.

Ausgenommen sind Fälle eines höheren Zwanges, wie Sturm,
Unglücksfälle.

3. Ausser dem Arraisonnement (Ausfragen) hat der Schiffs-
capitän zu erklären, ob er auf seinem Schiffe einheimische Heizer
oder sonstige Bedienstete, die nicht im Schiffsregister eingetragen
sind, mit sich führt.

4. Zur Verhinderung jeder Communication mit den Ufern
und Ueberwachung der Ausführung der vorgeschriebenen Maassregeln während der Ueberfahrt haben ein Officier und zwei
Sanitätswächter das Schiff bis Port-Said zu begleiten.

---

[24]) Protokolle der Venediger Conferenz vom Jahre 1892, S. 127.

5. Jede Ein- und Ausschiffung von Passagieren und Waaren ist während der Durchfahrt durch den Suezcanal inclusive Port-Said verboten.

6. Die en quarantaine passirenden Schiffe haben die Durchfahrt durch den Suezcanal von Suez bis Port-Said ohne Aufenthalt durchzumachen. Im Falle eines Schiffbruches oder eines unvermeidlichen Aufenthaltes müssen die nothwendigen Operationen durch das Schiffspersonale vorgenommen werden, wobei jede Communication mit dem Personale der Suezcanal-Compagnie zu vermeiden ist.

Die Truppentransporte, welche en quarantaine passiren, dürfen dies nur bei Tag thun, des Nachts haben sie im Timsah-see Anker zu werfen.

7. Der Aufenthalt im Hafen von Port-Said ist Schiffen, welche den Canal en quarantaine passiren, untersagt.

Ihre Verproviantirung hat mit eigenen Mitteln zu geschehen, jene Verlader oder alle anderen Personen, welche an Bord gekommen waren, werden auf Isolirungspontons quarantänirt und dort mit ihren Kleidern regelrecht desinficirt.

8. Unvermeidliche Kohleneinnahmen haben in Port-Said ausserhalb des Hafens zwischen den Dämmen vorgenommen zu werden.

9. Dort geschieht auch die Ausschiffung der Lootsen, Elektriker, Agenten und Sanitätswächter der Compagnie. Diese werden am Quarantäneponton isolirt und ihre Kleider complet desinficirt.

Es lässt sich nicht leugnen, dass nach diesen Bestimmungen die Passage en quarantaine durch den Suezcanal mit allen möglichen Cautelen umgeben war.

Man kann indessen mit Recht sagen, dass die erste Venediger Conferenz einen gewaltigen Umschwung in den Quarantäne-Anschauungen des gesammten Europas bedeutet, indem sie der entschiedenen Tendenz der Restriction jedes quarantänären Aufenthaltes Geltung verschaffte. Diese Tendenz äusserte sich sogar in kleinlicheren Momenten, als es die principiellen Aenderungen des Reglements sind, so z. B. im möglichsten Perhorresciren des Ausdruckes „Quarantäne" in dem Conventionsschriftstücke. Wo nur immer möglich, wurde statt „Etablissement quarantenaire" der Ausdruck „Etablissement d'isolement et de desinfection", statt „Mesures quarantenaires" die Bezeichnung „Mesures préventives" gewählt, so dass der so reformfreundlich gesinnte B r o u a r d e l selbst vor

Uebertreibungen in dieser Hinsicht warnen musste und Vertreter quarantänistisch gesinnter Staaten direct die Aufnahme des Wortes „quarantaine" forderten, weil ihre Völker in den Quarantänen eine seit Jahrhunderten geheiligte Institution verehren, deren Vorhandensein in Zeiten von Epidemien geradezu zur Beruhigung des Volksgeistes dient. [25])

VIII.

Die erste Venediger internationale Sanitätsconferenz vom Jahre 1892 hatte demnach für den Suezcanal, also einen der in der Propagation aller Seuchen, insbesondere aber der Cholera, wichtigsten Punkte eine Reihe ausserordentlich bedeutender Erleichterungen für Handel und Verkehr unter Berücksichtigung aller modernen Errungenschaften der Wissenschaft festgestellt. Für Europa selbst war damit indessen noch keine entsprechende allgemein giltige Norm geschaffen worden. Dies zeigte sich alsbald evident, denn als im selben Jahre eine heftige Choleraepidemie in verschiedenen Ländern Europas ausgebrochen war, machten sich in allen diesen Ländern die verschiedensten Gesichtspunkte in der Ausführung von Quarantänemaassregeln geltend. Unter dem Einflusse der Cholerafurcht wurden oft Prohibitivmaassregeln vorgenommen, welche für die betroffene Gegend mitunter verhängnissvollere Consequenzen hatten, als sie die Seuche selbst mit sich bringen konnte. So trat die Cholera im Jahre 1892 in Hamburg, von Russland aus importirt, auf. Von Hamburg aus bildeten sich auch im übrigen Deutschland einige kleine Herde, deren Dauer wohl nur eine kurze war, aber genügte, um dem Handel den empfindlichsten Schaden zu bringen. Der Delegirte Deutschlands bei der Dresdner internationalen Sanitätsconferenz H o p f schilderte dieselben in sehr zutreffender Weise. [26])

Schon unmittelbar nach dem Ausbruche der Seuche in Hamburg beeilten sich Regierungen verschiedener Staaten prophylaktische Maassregeln gegenüber den deutschen Häfen und Handelsstädten zu etabliren. Man verbot die Einfuhr zahlreicher Gattungen von Waaren, andere wieder wurden so rücksichtslos desinficirt, dass eine bedeutende Schädigung oder selbst Zerstörung eintrat. Wieder andere Waaren wurden so lange an den Grenzen und in den Häfen zurückbehalten, dass

---

[25]) Protokolle der Venediger Conferenz vom Jahre 1892, S. 208.
[26]) Protokolle der Dresdner internationalen Sanitätsconferenz vom Jahre 1893.

sie empfindliche Havarien erlitten. Die aus Deutschland kommenden Reisenden wurden an den Grenzen oft durch lange Zeit zurückbehalten und ihr Gepäck energisch desinficirt. Aus deutschen Häfen und zwar selbst aus solchen, in welchen während der ganzen Epidemie kein einziger Cholerafall beobachtet wurde, stammende Schiffe wurden langen sehr lästigen Quarantänen unterworfen. Diese Maassregeln waren nicht blos durch ihre Härten verhängnissvoll, sondern noch viel mehr dadurch, dass sie in überraschender Weise gefasst wurden und bei der ungleichmässigen Systemlosigkeit, in welcher die verschiedenen Länder vorgingen, niemals vorauszusehen waren, zudem auch grösstentheils einen blos illusorischen Werth hatten.

Nachdem ausser Deutschland, welches allerdings durch den Ausbruch der Seuche in seinem grössten Handelsemporium am härtesten betroffen war, auch andere Staaten Europas die gleichen traurigen Erfahrungen bei der Quarantänedurchführung des Jahres 1892 gemacht hatten, [27]) schien es Oesterreich-Ungarn geboten, wiederum die Anregung zum Zusammentritte einer internationalen Sanitätsconferenz zu geben, welche sich aber diesmal ausschliesslich mit den Fragen zu beschäftigen haben sollte, welche für den Fall in Betracht kommen, dass die Cholera bereits das Territorium Europas betreten hat.

Diese Conferenz trat auch am 11. März 1893 in Dresden zusammen und geschah nicht blos ihre Einberufung auf Initiative Oesterreich-Ungarns, sondern es wurden auch die Arbeiten derselben auf Grund eines von der k. u. k. Regierung ausgearbeiteten Questionnaires durchgeführt.

Die Schäden, welche die Prohibitivmaassregeln während der Choleraepidemie des Jahres 1892 den Staaten verursacht hatten, waren den Regierungen und ihren Delegirten noch in zu frischer Erinnerung, als dass die Dresdner Conferenz nicht ein ausgesprochen antiquarantänistisches Gepräge erhalten hätte. Wenn nun doch berücksichtigt wird, dass die Länder, für welche die Bestimmungen der genannten Conferenz gelten sollten, grösstentheils zu den mit allen möglichen hygienischen Einrichtungen versehenen Culturnationen gehörten, dass diese

---

[27]) Insbesondere die an Deutschland angrenzenden Länder, z. B. Dänemark, die Niederlande. S. die Reden von L ö v e n ö r n's, des Delegirten Dänemarks, und von R u y s s e n a e r s, des Delegirten der Niederlande bei der Dresdner Conferenz. Protokolle derselben S. 39 u. 41.

alle in gleicher Weise an den Reformen der damals noch zu
Recht bestehenden Quarantänegesetzgebung betheiligt waren,
so kann es nicht Wunder nehmen, dass die in Dresden zur
Geltung gekommenen Anschauungen bezüglich der Verdammung
der Landquarantänen, der Einschränkung der Anzahl von
Waaren, deren Einfuhr aus Choleragegenden verboten werden
oder welche einer Desinfection unterzogen werden können,
das Liberalste vorstellen, was bisher auf diesem Gebiete
geleistet wurde. Nicht minder bedeutungsvoll ist es, dass auch
für den Schiffsverkehr das System der Quarantänen durch
die ärztliche Inspection, wo nur immer thunlich, ersetzt
wurde.

Eine der grössten Leistungen der Dresdener Conferenz
ist wohl aber die Einsetzung des Principes der Offenheit und
Aufrichtigkeit durch die Declarirung der Fälle, respective
Epidemie von Cholera im gegenseitigen Verkehre der einzelnen
Staaten. Nur wenn sich die Regierungen verpflichteten, sich
gegenseitig richtige, rasche und fortlaufende Nachrichten über
das Auftreten und den Verlauf der Cholera in ihren Ländern,
sowie über die von ihnen getroffenen Vorbeugungsmaassregeln
zukommen zu lassen, konnte man sich auf ein wechselseitiges
Entgegenkommen behufs des möglichsten Einschränkens der
Prohibitivmaassregeln einlassen.

Wenn wir den einzelnen in Dresden gefassten Beschlüssen nähertreten, so interessiren zunächst die die Landquarantänen betreffenden.

Das österreichisch-ungarische Questionnaire enthielt diesbezüglich im Wesentlichen folgende Fragen;

a) Sind Landquarantänen zulässig?

b) Unter welchen Umständen dürfen aus dem Auslande
kommende Personen an der Weiterreise verhindert werden?

c) Dürfen Reisende vom Eisenbahnpersonale einer permanenten Ueberwachung (surveillance permanente) unterzogen
werden?

d) Kann man Personen, welche aus verseuchten Gegenden
kommen, nach Ankunft in ihrem Bestimmungsorte einer mehrtägigen Beobachtung (Observation) unterziehen?

Die Art und Weise der Fragestellung zeigt zur Ge-
nüge den liberalen antiquarantänistischen Geist, welcher sie
dictirte.

Vor Allem waren die zwei modernen milden Termini
und Begriffe: Beobachtung (Observation) und Ueberwachung

(surveillance) [28]) für das perhorrescirte Wort Quarantäne das erste Mal zur internationalen Verhandlung gekommen.

Diese Termini waren eben für Länder, welche in den letzten Jahren so viel zu ihrer Assanirung gethan hatten, ganz entsprechend geworden und es kann daher nicht in Erstaunen versetzen, wenn Grossbritannien, als jener Staat, welcher in seinen sanitären Einrichtungen am weitesten vorgeschritten war, auch bei der internationalen Regelung dieser Verhältnisse die Führung übernahm. Dort war schon seit Decennien die Surveillance, d. h. das System, wonach jeder Reisende bei der Ausschiffung oder Ankunft an den Grenzen (welche in Grossbritannien naturgemäss blos Ufergrenzen sind) blos seine Adresse anzugeben hatte, wo dann die regelmässige Ueberwachung von Seiten angestellter Sanitätsorgane in entsprechend langer Zeit erfolgte, mit ausgezeichnetem Erfolge durchgeführt worden. Thorne-Thorne schilderte zur Illustrirung dieser Thatsache die Erfahrungen Englands während der Choleraepidemie des Jahres 1892. [29]) Es wurden 29 Cholerafälle nach England von aussen importirt, 22mal wurde die Krankheit schon bei der Ankunft constatirt und wurden die Erkrankten danach sofort in die Spitäler der Ankunftshäfen transportirt. In sieben Fällen manifestirte sich die Cholera erst später, nachdem die betreffenden Reisenden bereits vom Ankunftshafen weitergefahren waren, darunter befanden sich vier Auswanderer, welche nach Durchquerung Englands von Ost nach West in Liverpool erkrankten, zwei Auswanderer, welche, nachdem sie mittelst Eisenbahn nach London gekommen waren, dort die ersten Cholerasymptome zeigten und ein Matrose, welcher erst im Südwesten des Landes cholerakrank wurde. In allen diesen Fällen konnten die Kranken noch rechtzeitig in Isolirspitäler gebracht werden und so hatte man durch die treffliche Sanitätsorganisation Englands erreicht, dass von den importirten Fällen kein einziger Bewohner des britischen Inselreiches inficirt wurde.

Wenn auch die Vertreter der Türkei, Griechenlands, Portugals, Serbiens, Bulgariens nicht ganz mit Unrecht darauf hinwiesen, dass nicht jeder Staat in der glücklichen Lage

---

[28]) Die Conferenz versteht unter „Observation" eine Detenirung in einem eigens hiefür bestimmten Etablissement. Die Engländer kennen eine solche nicht, sondern verstehen darunter blos die Ueberwachung im Domicile, so dass beide Termini für England in ihrer Bedeutung zusammenfallen.

[29]) Protokolle der Dresdener Conferenz vom Jahre 1892, S. 51.

sei auf eine so zuverlässige und reichlich dotirte Sanitätsorganisation sich stützen zu können, wie es bei den Staaten des
Nordens Europas der Fall ist, so brachen sich die modernen pro-
tectionistischen Bestrebungen dennoch in Dresden lebhaft
Bahn und den quarantänistischen Staaten blieb es nur übrig,
ihre Reserven zu machen. So·geschah die Beantwortung der
Fragen a) und b) des Quästionnaire dahin, dass

a) die Landquarantänen stricte verurtheilt wurden
und dass

b) blos Cholerakranke oder solche Individuen, welche
choleraähnliche Erscheinungen darbieten, an den Grenzen eines
Landes zurückgehalten werden können.

Es ist interessant, dass die Dresdener Conferenz sich
für Sanitätscordone als ein unter Umständen in Betracht
kommendes Ersatzmittel der Landquarantänen aussprach,
allerdings nur für wenig frequentirte Gegenden, mit Be-
nützung natürlicher Verkehrshindernisse und· dort, wo sie
strenge durchgeführt werden können. Für die centralen Länder
Europas stellte sie die Conferenz als undurchführbar hin und
B r o u a r d e l [30]) gab ihre Zulässigkeit ausdrücklich blos für
die Grenzen der Wüsten und Steppen zu, wo das Sistiren
jedes Verkehres das einzige Mittel zum Schutze eines Landes
werden kann.

Zweifellos geschah diese Connivenz der Dresdener Ver-
einigung gegenüber einem so brutalen Verkehrshemmnisse,
wie es Sanitätscordone darstellen, unter dem Eindrucke des
Erfolges, welchen diese Absperrungsmaassregeln bei der Unter-
drückung der Pest von Wetljanka, einer kleinen Stadt an
der Wolga in der russischen Provinz Astrachan, erzielt haben
sollten. Der gegen Ende October des Jahres 1878 erfolgte
Ausbruch dieser Seuche in dem kleinen entlegenen, aber
immerhin doch noch im geographischen Europa gelegenen
Kosakenstädtchen setzte ganz Europa in grossse Aufregung.
Die russische Regierung sandte einen Generalbevollmächtigten
in der Person des Grafen L o r i s - M e l i k o w nach Wetljanka,
welcher auch sofort Maassregeln in Angriff nahm, die an
Energie nichts zu wünschen übrig liessen. Jede kleinste von
der Seuche ergriffene Stelle wurde von Sanitätscordonen umgeben, der verseuchte Bezirk in einer Ausdehnung von circa
20 Kilometern durch einen grossen Cordon von seiner Umgebung getrennt und ausserdem das ganze Gouvernement

---

[30]) Protokolle der Dresdener Conferenz, S. 259.

Astrachan durch einen Generalcordon isolirt. Daneben wurde allerdings eine strenge Desinfection und Assanirungen durchgeführt, verseuchte Häuser niedergebrannt und gegen die einzelnen erkrankten Individuen in rücksichtsloser Weise mit Absperrungsmaassregeln vorgegangen. Die Erkrankten wurden einfach ohne Pflege ihrem Schicksale überlassen, ihre Umgebung dem Hunger und Erfrieren preisgegeben.

Solche barbarische mittelalterliche Maassnahmen können wohl heutzutage nur mehr in der Kirgisensteppe durchgeführt werden. Es ist aber noch gar nicht einmal erwiesen, dass sie es waren, welche die Seuche unterdrückten. Es ist möglich, dass diese aus anderen Gründen erlosch, denn eine kritische Beurtheilung des Verlaufes der Wetljankaer Epidemie zeigt eigentlich, dass schon mit dem Tage der Ankunft Loris-Melikow's (am 28. December) eine rapide Abnahme der Erkrankungen und Todesfälle zu verzeichnen war. Diese konnte doch nicht gut den von ihm geplanten Restrictions-maassregeln zugeschrieben werden. [31])

Immerhin bleibt es beachtenswerth, dass in Dresden die radicalsten Verkehrsbeschränkungen eher als zulässig hingestellt wurden, als die verpönten Quarantänen.

Ein ähnlicher Gedankengang beherrschte die Conferenz in Bezug auf die Behandlung der Waaren aus Choleragegenden.

Die Dresdener Conferenz stellte den Satz auf, dass bei der Importation von Waaren blos das strenge Verbot (la prohibition pure et simple) oder die vorhergehende Desinfection, sonst aber keine anderen Prohibitionsmaassregeln anwendbar seien. [32])

Damit sollte den grossen Schäden, welche der Handel durch das oft unvermuthete und lange Verweilen von Waaren in Quarantänen mit Verlusten, welche sich einer kaufmännischen Calculation entzogen, so häufig erlitten hatte, entgegengearbeitet werden.

Die Conferenz sprach daher die These aus:

Es ist nicht erlaubt, Waaren an den Landesgrenzen in Quarantäne zurückzuhalten.

Die einzigen Gegenstände und Waaren, deren Einfuhr verboten werden kann, sind Leibwäsche, Lumpen, getragene Kleider

---

[31]) v. Sigmund, die heutige Medicin und die neuen Pestausbrüche. Wiener medicinische Wochenschrift 1881.

[32]) Beco's Rapport in den Protokollen der Dresdener Sanitätsconferenz, S. 129.

und benütztes Bettzeug. Frische Fabriksabfälle und Lumpen, welche zu Handelszwecken in entsprechender Weise adjustirt wurden, fallen nicht unter dieses Verbot.

Es beschränkte sich daher das Verbot auf Gegenstände, welche einer directen Beschmutzung durch Choleradejecte unterworfen sein konnten.

Maassgebend für diese liberale Auffassung war vor Allem der Ausspruch Robert Koch's, welcher Mitglied der Dresdener Conferenz war und direct aussagte, dass ihm kein einziger sicher constatirter Fall von Uebertragung der Cholera durch Waaren bekannt worden sei. [33]

Darnach wurde auch die Anregung einzelner Delegirter, frische Fische, Krustazeen und Mollusken, sowie Häute, Felle und Thierhaare unter das Einfuhrverbot zu stellen, fallen gelassen.

Nicht zu vergessen ist allerdings, dass diese Bestimmungen blos für Choleraepidemien gedacht sind, für die Pest mussten natürlich andere Anschauungen zur Geltung kommen.

Die Desinfection wurde für schmutzige Wäsche, Hadern, Kleider und Objecte, welche von einer verseuchten Gegend stammen und wenn sie die locale Sanitätsbehörde für verdächtig ansieht, obligatorisch erklärt. Die Desinfection soll so schonend als möglich erfolgen. Objecte, welche von Cholerakranken oder von an choleraähnlichen Symptomen Erkrankten herstammen, müssen jedenfalls desinficirt werden.

Einen lebhaften Meinungsaustausch hatte der Vorschlag, die in dem Gepäcke der Reisenden enthaltene Wäsche an den Grenzen einer Desininfection zu unterziehen, zur Folge. Koch und v. Kusy, die Delegirten Deutschlands und Oesterreichs, erklärten eine solche Desinfection für illusorisch, die französischen Delegirten dagegen für nothwendig und sehr nützlich.

Schliesslich wurde die Desinfection der schmutzigen Wäsche in der die Reisenden begleitenden Bagage für nicht obligatorisch, sondern blos facultativ nothwendig erklärt.

Wichtig ist die Bestimmung, dass Briefe und Correspondenzen keinerlei Restrictionsverfahren, weder durch Zurückhaltung, noch Desinfection, unterzogen werden dürfen, eine Verfügung, welche den türkischen, an die Essigwaschungen der Postsendungen gewöhnten Quarantänisten besonders unsympathisch erschien.

[33]) Protokolle der Dresdener Sanitätsconferenz, S. 236.

IX.

Für den Schiffsverkehr acceptirte die Dresdener Conferenz vollkommen die Principien der das Jahr vorher in Venedig abgehaltenen Versammlung, vor Allem jenes, wonach das Regimen, welchem das Schiff in den Ankunftshäfen unterzogen wird, nach seinem jeweiligen Gesundheitszustande und nicht nach seiner Provenienz bestimmt wird. Es wurde die ärztliche Inspection auf rationell wissenschaftlicher Basis, sowie Isolirung und Desinfection in Fällen des Bestehens einer Krankheit statt des quarantänären Systems vorgeschrieben. Der Grundsatz, dass ein Schiff, welches an und für sich nichts Verdächtiges zeigt, dessen Passagiere und Schiffsmannschaft in gutem Gesundheitszustande anlangten, selbst wenn es aus einem verseuchten Hafen stammt, weder desinficirt noch retenirt zu werden braucht, wurde in der Dresdener Convention bis zum Aeussersten durchgeführt.

Es scheint, dass hierbei wohl die Darstellung des grossbritannischen Delegirten Thorne-Thorne über das in England für aus verseuchten Häfen stammende Schiffe vorgeschriebene Verfahren maassgebend war. Wegen des Einflusses, welchen dieses Muster für die ganze Beschlussfassung in der Frage des Seequarantänen-Verkehres hatte, sollen diese Bestimmungen hier auszugsweise wiedergegeben werden.

Das englische Cholerareglement verlangt, dass jedes in einem Hafen einlangende Schiff durch die Zollbehörde besichtigt werden muss. Erscheint dieser das Schiff einer Cholera-Infection verdächtig, so muss der Capitän die Visite der localen Sanitätshafenbehörde erwarten, welche aber spätestens in den nächsten zwölf Stunden zu erfolgen hat. Gewöhnlich erfolgen sanitäre und Zollrevision gleichzeitig.

Hat das Schiff keine Cholera an Bord, so darf es keiner weiteren Detention unterzogen werden. Wenn aber die locale Sanitätsbehörde schriftlich erklärt, dass Cholera am Schiffe ist, so muss der Capitän dort Anker fassen, wo es ihm angeordnet wird, damit eine gründliche Untersuchung des Schiffes, sowie aller an Bord befindlichen Personen vorgenommen werden könne.

Alle Cholerakranken oder unter choleriformen Symptomen Erkrankten müssen in ein Spital transferirt werden oder es wird mangels eines solchen das Schiff selbst zurückgehalten und als Spital benützt, eine choleraverdächtige Person darf nicht länger als zwei Tage behufs der Diagnosestellung im Spitale retenirt werden.

Alle übrigen Personen können sofort ausgeschifft werden, vorausgesetzt, dass sie ihren Namen und ihre Adresse, respective den Ort, wohin sie sich zu wenden gedenken, genau angeben. Die Sanitätsbehörde dieses Ortes wird von ihrer Ankunft verständigt und veranlasst danach, dass sie durch einige Tage in ihrem Domicile besucht werden und man sich von ihrem Gesundheitszustande überzeuge. Von diesem Momente an fällt jede weitere Verantwortung auf die Sanitätsbehörden jener Orte, wo die ausgeschifften Personen ihren weiteren Aufenthalt suchen.

Das Schiff selbst, sowie alle durch Choleradejecte beschmutzten Objecte werden desinficirt. Alle Kleider und Wäschestücke, welcher sich Cholerakranke bedienten, müssen desinficirt oder zerstört werden.

Ein eigenes Reglement bestimmt das Verfahren mit dem Bilge- und Trinkwasser auf Schiffen, welche aus Cholerahäfen stammen, sowie mit Auswandererschiffen.

Die Prämisse, welche wohl allen diesen Bestimmungen vorangesetzt werden muss, ist das Vertrauen in die Verlässlichkeit der localen Sanitätsverwaltungen, welchen eine so grosse Verantwortung in der weiteren Controle der aus inficirten Schiffen stammenden Reisenden zufällt. Wiederum muss betont werden, dass dieses Vertrauen wohl bei einer Culturnation ersten Ranges. wie es die Engländer sind, gerechtfertigt erscheint, aber nicht für alle Länder Europas zutreffend sein kann. Freilich muss auch der Einwand als stichhältig erklärt werden, dass durch zu grosses Vertrauen auf quarantänäre Maassregeln an den Landesgrenzen eine gewisse Sorglosigkeit in der Durchführung hygienischer und Controlmaassregeln im Inneren des Landes grossgezogen wird und dass die hohe Stufe, auf der sich die sanitären Zustände Englands, Belgiens u. s. w. befinden, theilweise auch auf die weitgehende Selbstbestimmung, welche den grösstentheils autonomen localen Verwaltungsbehörden gegeben wird, zu beziehen ist.

Wie dem immer sei, die ultraliberalen Tendenzen des britischen Systems konnten in Dresden nicht vollkommen zur Geltung kommen und so wurde entgegen dem britischen Reglement auch die Bestimmung aufgenommen, wonach die gesunden Passagiere von Schiffen mit Cholerafällen an Bord nach geschehener Ausschiffung einer Beobachtung (Observation) in einem Isolir-Etablissement unterzogen werden müssen, ohne dass aber diese Beobachtungszeit die Dauer von fünf Tagen übersteigen darf.

Die Bestimmungen der Dresdener Convention bezüglich des Schiffsverkehres, welche sich enge an die entsprechenden Beschlüsse der ersten Venediger Conferenz anschliessen, lauteten:

Als i n f i c i r t wird jedes Schiff betrachtet, welches Cholera an Bord hat oder welches in den letzten sieben Tagen Cholerafälle aufzuweisen hatte.

Als v e r d ä c h t i g wird jenes Schiff betrachtet, welches Cholerafälle an Bord hatte, aber keinen neuen Fall seit sieben Tagen.

Als u n v e r s e u c h t wird jenes Schiff betrachtet, welches wohl aus einem verseuchten Hafen stammt, aber weder vor der Abreise, noch während der Ueberfahrt oder bei der Ankunft Erkrankungen oder Todesfälle an Cholera zu verzeichnen hatte.

Die inficirten Schiffe werden in folgender Weise behandelt:

1. Die Kranken werden unverzüglich ausgeschifft und isolirt.

2. Die anderen Personen müssen gleichfalls ausgeschifft und, wenn möglich, einer Beobachtung (Observation) unterworfen werden, deren Dauer nach dem Gesundheitszustande des Schiffes und dem Datum des letzten Falles variirt, ohne aber den Zeitpunkt von sieben Tagen übersteigen zu können.

3. Die schmutzige Wäsche, die Gebrauchsgegenstände und Objecte der Schiffsmannschaft und der Passagiere, welche nach der Ansicht der Hafensanitätsbehörde als verseucht betrachtet werden, sollen, gleichwie das Schiff oder wenigstens die verseuchte Schiffspartie, desinficirt werden.

Die verdächtigen Schiffe werden folgenden Maassregeln unterworfen:

1. Aerztliche Untersuchung.

2. Desinfection: Die schmutzige Wäsche, die Gebrauchsgegenstände der Schiffsmannschaft und der Passagiere, welche nach der Ansicht der sanitären Hafenbehörde als seuchenhaft beschmutzt zu betrachten sind, sind zu desinficiren.

3. Entleerung des Bilgewassers nach Desinfection und Ersatz des an Bord befindlichen Trinkwassers durch ein brauchbares.

Den unverseuchten Schiffen wird unverzüglich, wie immer auch ihr Patent sei, Libera pratica ertheilt, doch können nach Dafürhalten der localen Sanitätsbehörde die obigen für verdächtige Schiffe bestimmten Maassregeln auch auf sie angewendet werden.

Sowohl für verdächtige, als auch für unverseuchte Schiffe ist es geboten, die Schiffsmannschaft und die Passagiere durch fünf Tage, vom Ankunftstage des Schiffes an gerechnet, einer

Ueberwachung (Surveillance) ihres Gesundheitszustandes zu unterziehen, sowie die Ausschiffung der Schiffsmannschaft womöglich,
ausser zu Diensteszwecken, zu verhindern.

Selbstverständlich kann die competente Behörde des An-
kunftshafens jederzeit ein Certificat abverlangen, dass kein Cholerafall seit der Abfahrt am Schiffe auftrat. [34])

Die competente Hafenbehörde hat behufs Einhaltung dieser
Maassnahmen auf die Anwesenheit eines Arztes und das Vorhandensein eines Dampfdesinfections-Apparates jedes der drei erwähnten Schiffskategorien zu achten.

Besondere Maassnahmen können betreffs überfüllter, insbesondere Auswanderer- oder solcher Schiffe, welche schlechte
hygienische Verhältnisse darbieten, getroffen werden.

Die zur See ankommenden Waaren können nicht anders
alz zu Land angelangte in Bezug auf Desinfection und die Im-
portationsdurchzug- und Quarantäneverbote behandelt werden.

Allen jenen Schiffen, welche sich den Anordnungen der Hafen-
sanitätsbehörden nicht fügen wollen, steht es frei, das offene Meer
aufzusuchen.

Sie können indessen unter folgenden Vorsichtsmaassregeln
ihre Waaren löschen:

1. Isolirung des Schiffes, der Schiffsmannschaft und der
Passagiere.

2. Entleerung des Bilgewassers nach geschehener Desinfection.

3. Ersatz des an Bord magazinirten Trinkwassers durch gut
trinkbares.

Es können auch Passagiere auf ihr Verlangen ausgeschifft
werden, vorausgesetzt, dass sich diese den von der localen
Sanitätsbehörde angeordneten Maassnahmen fügen.

Jedes Land soll mindestens einen Hafen seines Littorale an
jedem seiner Meere so organisiren, dass er ausreichend zur Aufnahme jedweden Schiffes, wie immer auch sein Gesundheitszustand
ist, gerüstet sei.

Die Küstenschiffe werden einem speciell zwischen den in-
teressirten Staaten vereinbarten Regimen unterworfen.

Aus diesen Bestimmungen der Convention möge nur
noch, als die Liberalität ihrer Tendenz besonders charakteri-
sirend, hervorgehoben werden, dass im Laufe der Discussion

---

[34]) Hier ist im Texte der Convention ein Druckfehler (au port de
départ für depuis le départ).

auf Anregung des österreichischen Delegirten v. K u s y nicht
die Desinfection der „schmutzigen" (souillé) Wäsche etc.,
sondern blos der von Cholerakranken verseuchten (contaminé)
beschlossen wurde.

X.

Wenn auch die erste Venediger und die Dresdener Conferenz eine Anzahl sehr wichtiger, die Frage des Schutzes
Europas vor der Importation von Seuchen aus Asien betreffen-
der Momente eingehenden Besprechungen und einer fast von
allen Mächten acceptirten Beschlussfassung zugeführt hatten,
ein Punkt, und zwar vielleicht der brennendste, war unerledigt
geblieben.

Dies ist die Frage der Pilgerfahrten nach Mekka und
der mit ihnen verbundenen sanitären Gefahren.

Alljährlich nach dem Ramazan, zur Zeit des Bajram-
festes, erfolgt die Reise einer grossen Anzahl Muhamedaner
aus allen von Angehörigen dieser Religionsgenossenschaft bewohnten Gebieten nach dem Grabe des Propheten und den
anderen heiligen Stätten des Hedjaz. Die Pilgerfahrt gehört
mit dem Gebete und dem Almosenspenden zu den fundamen-
talsten Satzungen der muhamedanischen Religion. Jeder
Muselmann, welcher die Pilgerfahrt nach Mekka mitgemacht
hat, erhält den Titel eines „Hadji" und steht bei seinen
Religionsgenossen in höchstem Ansehen. Es ist daher begreiflich, dass jeder rechtgläubige Muhamedaner darnach strebt,
die Pilgerfahrt wenigstens einmal in seinem Leben mitgemacht
zu haben. Wenn man nun die physischen Leistungen, die eine
Reise nach entlegenen Gebieten mit sich bringt, die damit
verbundenen Kosten, welche oft sehr bedeutend sind, die Gefahren, denen sich die Pilger an Leben und Gesundheit aussetzen, erwägt, so muss eine solche Wallfahrt als ein wahres
Martyrium angesehen werden. Thatsächlich gehen von den
Hunderttausenden, welche alljährlich aus ihrer Heimat aus-
ziehen, um den Stein der Kaaba zu küssen, viele Tausende
selbst unter normalen Umständen während der Reise zugrunde. Wenn aber im Hedjaz eine Seuche ausbricht, so sind
die Gassen Mekkas, das Thal Muna und der Weg von den
heiligen Stätten nach Djeddah mit Hekatomben von unglücklichen Opfern ihrer Strenggläubigkeit besät. Die Strapazen
der Seefahrt, die Mühen der Reise durch die Sandwüste des
Hedjaz, gesteigert durch die Vorschrift, dabei das glattrasirte

Haupt, sowie einen grossen Theil des übrigen Körpers den glühenden Sonnenstrahlen und den übrigen Unbilden des Wetters auszusetzen, lassen diese Folgen verständlich erscheinen. Zudem aber werden die Pilger von der Bevölkerung des Hedjaz, deren Geldinteresse unter Umständen einer Verbesserung der hygienischen Verhältnisse des Pilgergebietes direct entgegensteht, systematisch ausgesogen. So wird beispielsweise in Djeddah, der Hafenstadt des Hedjaz, miserables Cysternenwasser getrunken, trotzdem die türkische Regierung eine bedeutende Summe ausgesetzt hat, um eine Wasserleitung von der einige Kilometer entfernten Ain-Zibedahquelle nach Djeddah zu führen. Der entsprechende Canal wurde ausgestochen, die Arbeiten aber unterbrochen, weil der Aquädukt zerstört wurde und zwar, wie man annimmt, von den Cysterneneigenthümern, welche sich fürchteten, ihre reiche Einnahmsquelle vom Wasserverkaufe zu verlieren. [85])

Diese traurigen Verhältnisse des Pilgergebietes, wo auch eine grosse Anzahl von Wallfahrern aus Seuchenländern, wie Persien und Indien, zusammenströmen, werden natürlich zu einer permanenten Gefahr Europas. Und je weniger irgend Jemand, und dies gilt auch für den strenggläubigen Herrscher des Landes selbst, einen Einfluss auf die Zustände im Hedjaz ausüben kann, desto mehr mussten die europäischen Staaten bemüht sein, die Gefahren der Importation der Seuchen durch heimkehrende Pilger auf ihrem Rückwege zu restringiren. Die Türkei thut dies natürlich durch höchst lästige, wenn auch nicht immer zweckmässig und gewissenhaft durchgeführte Quarantänemaassregeln, die österreichisch-ungarische Landesverwaltung Bosniens und der Herzegowina durch verschiedene Maassregeln: ärztliche Begleitung der rückkehrenden Pilger vom Rothen Meere aus, strenge Desinfection ihrer Effecten u. s. w.

Thatsächlich ist es bisher wohl noch nicht vorgekommen, dass Pilger direct irgend eine Seuche nach Europa gebracht hätten, die Möglichkeit besteht aber zweifellos und wird bei den steigenden Erleichterungen der Communicationen von Jahr zu Jahr immer grösser.

Es hatten sich daher schon früher internationale sanitäre Conferenzen, so die von Constantinopel des Jahres 1885, mit diesem Gegenstande beschäftigt. In der ersten Venediger Con-

---

[85]) Proust, Le pélerinage de la Mecque et la propagation des Epidemies. Revue des deux mondes 1895.

ferenz brachte sie Graf K u e f s t e i n, der Delegirte Oesterreich-Ungarns, auf's Tapet, ohne dass aber darüber eine eingehendere Verhandlung gepflogen worden wäre. Man beschränkte sich blos auf die Festsetzung eines gegenüber den
sonstigen Bestimmungen verschärfteren Reglements für aus
dem Hedjaz kommende Pilgerschiffe und und auf die Regelung
der Verhältnisse in der Quarantänestation von El-Tor, über
welche das Mitglied der Conferenz Dr. K a r l i n s k i, welcher
als Begleiter der bosnischen Pilger die Zustände der Station
selbst kennen lernte, eine drastische Schilderung vorgelegt hatte.

Die Zustände der Quarantänestation Camaran, welche
für die den Bab-el-Mandeb passirenden, also auch für die
indischen nach dem Hedjaz reisenden Pilger bestimmt waren,
blieben unberücksichtigt.

Dagegen wurde dadurch eine Proposition P r o u s t's an-
geregt, die Pilgerfrage im Zusammenhange mit der Regelung
der sanitären Verhältnisse des persischen Golfes einer internationalen Besprechung zuzuführen, nachdem die Entstehung
der Choleraepidemien der Jahre 1889, 1890 und 1891 in
Arabien, Mesopotamien und Syrien die Wichtigkeit des
persischen Golfes als Uebertragungsort der Seuche gezeigt hatte.

Hiebei sollte das Augenmerk nicht nur auf die Wege
der von Mekka nach Europa heimkehrenden Pilger gerichtet
werden, sondern auch darauf, wie das Hedjaz von vornherein
durch Assanirungsmaassregeln, welchen die aus den Ursprungs-
orten der Seuchen stammenden Pilger zu unterziehen wären,
epidemiefrei erhalten werden könnte.

Dieser Vorschlag fand in Venedig im Jahre 1892 allgemeinen Anklang und in der Pariser Conferenz vom Jahre
1894 seine Ausführung.

Man sieht demnach, dass sich die Schutzbestrebungen
immer mehr den Entstehungsorten der Seuchen näherten.
Dresden beschäftigte sich mit den letzten Angriffspunkten
der asiatischen Gefahr in Europa, die erste Venediger Conferenz mit dem Schutze des Suezcanales, die Conferenz vom
Jahre 1894 verlegte ihre Bestrebungen in das Rothe Meer
und den persischen Golf und lenkte bereits ihre Aufmerksamkeit auf die Maassregeln, welche an der Ursprungsstätte der
Seuchen selbst getroffen werden könnten.

XI.

Die Pariser Conferenz arbeitete auf der Basis der ersten Venediger und der Dresdener Conferenz weiter. Sie spricht sich gleichfalls gegen die Quarantänen aus und ersetzt sie fast durchwegs durch ärztliche Inspection mit entsprechenden Desinfectionsmaassregeln. Auch die Proust'sche Unterscheidung in unverdächtige, verdächtige und verseuchte Schiffe der 1892er Conferenz wird von ihr beibehalten, ebenso die Forderung eines Arztes und Desinfectionsapparates an Bord der drei erwähnten Kategorien, sowie ein Theil der Dresdener äusserst liberalen Bestimmungen bezüglich der Behandlung der Schiffe in den Ankunftshäfen. Dies machte sich zunächst in ihren Bestimmungen für den persischen Golf geltend.

Blos einige Modificationen gegenüber den Dresdener Beschlüssen mussten Platz greifen. In der dortigen Conferenz hatte man es eben mit europäischen Ländern, welche mit allen modernen sanitären Mitteln ausgerüstet sind, zu thun.

Die durch sie aufgestellten weitgehenden liberalen Bestimmungen waren natürlich für den persischen Golf nicht anwendbar. Dort lassen wohl die localen Verhältnisse nicht erwarten, dass die einmal ausgeschifften Passagiere einer mehrtägigen ärztlichen „surveillance" unterworfen werden könnten. Was mitunter selbst in den Grossstädten Europas auf Schwierigkeiten stösst, muss in den Wüsten Arabiens und Syriens zur Unmöglichkeit werden. Deshalb wurde für den persischen Golf die Surveillance durch die Observation. d. h. die ständige Beobachtung auch der blos verdächtigen und selbst der unverdächtigen Schiffe in einer Observationsstation ersetzt. Das Wort Quarantäne blieb während dieser Conferenz noch verpönter als in Venedig und Dresden.

Nichtsdestoweniger machten die Türkei und Griechenland, in puncto Quarantänen die friedliebendsten Partisane, Reserven bezüglich dieses Gegenstandes und verlangten für den persischen Golf dieselben Maassnahmen, wie sie bisher in Camaran durchgeführt wurden, d. h. das alte türkische Quarantäneregime.

Das war auch eine der wesentlichsten Ursachen, weshalb die Türkei die Pariser Convention durch mehrere Jahre hindurch nicht annahm.

Bis zum Jahre 1894 bestand dieses Regime in Camaran, der Quarantänestation für Pilgerschiffe an der Eintrittsstelle des Rothen Meeres in Folgendem:[36]) Alle Schiffe wurden über einen Leisten geschlagen und ob Cholerafälle auf ihnen vorgekommen waren oder nicht, als verseucht betrachtet. Es wurde ihnen eine Quarantäne von zehn Tagen, gerechnet vom Tage der Ankunft des Schiffes in Cameran, auferlegt, die Pilger in das Lazareth geschickt und dort desinficirt.[37]) Traten im Lazarethe Colerafälle auf, so wurde die Quarantäne bis zum Ablaufe von 15 Tagen nach dem Ausbrechen des letzten Cholerafalles verlängert. Die Pilger, welche auf Schiffen mit Cholerafällen an Bord ankamen, mussten sich im günstigsten Falle einer Quarantäne von 15 Tagen unterwerfen.

Mitunter wurden so die Quarantänen von 15 zu 15 Tagen verlängert und erreichten oft die Dauer von zwei Monaten und mehr. So wurden am 19. September 1892 türkische Truppen, welche aus Yemen ankamen, in Camaran zurückgehalten und verblieben dort bis Mitte Jänner 1893, also volle vier Monate in Quarantäne. Trotzdem diese Soldaten dann noch in den Quarantänen von Beyruth, Clazoméne u. s. w. purgirt wurden, importirten sie nichtsdestoweniger die Cholera in ihre Heimat und damit nach Europa. So viel Verlust an Zeit und Geld blieb also zum mindesten nutzlos, wenn nicht durch die Anhäufung so vieler Menschen unter hygienisch ungesunden Verhältnissen direct Schaden angerichtet wurde.

Die sogenannte sanitäre Station zu Camaran hatte in der That die in sie bei ihrer Errichtung im Jahre 1881 gesetzten Erwartungen nicht erfüllt. Seit ihrer Functionirung war die Cholera im Hedjaz, zu dessen Schutz sie ja zunächst geschaffen war, häufiger aufgetreten, als früher. So war daselbst zwischen den Jahren 1865 und 1880 die Cholera dreimal, zwischen den Jahren 1881 und 1894 sechsmal ausgebrochen. Es war festgestellt, dass viele gesund in Camaran angelangte Pilger dort an Cholera erkrankten und zugrunde gingen.[38])

Es waren auch bei den dortigen Verhältnissen, bei der Art und Weise der Ein- und Ausschiffung, bei dem elenden Zustande der Pilgerubicationen und Lazarethe, bei dem un-

---

[36]) **Pagliani's** Rapport in den Protokollen der Pariser internationalen Sanitätsconferenz des Jahres 1894, S. 129.
[37]) Siehe die Ausführungen **Nouri Pacha's** und Dr. **Hagel's**, Protokolle der Pariser Conferenz, S. 322 und S. 129.
[38]) Protokolle der Pariser Conferenz, S. 127.

gesunden Zustande des Wassers, dem Fehlen aller Desinfectionsvorrichtungen nichts Anderes zu erwarten.

Umgehungen der Quarantänen in Camaran durch die Schiffscapitäne waren ausserdem an der Tagesordnung. Von den unzähligen kleineren Schiffen, welche sich vor der Cameraner Revision durch einfaches unverfrorenes Vorbeifahren an der Station schützten, soll gar nicht geredt werden ; viele Pilger umgingen aber die lästige Quarantäne in Cameran einfach in der Weise, dass sie sich auf englischen Schiffen zunächst nach Suez begaben, woselbst sie eine nur dreitägige Quarantäne durchmachten, um dann völlig ungeschoren wieder südwärts gegen Djeddah zu dampfen. [39])

Es war demnach eine der Hauptaufgaben der ohnedies hauptsächlich zum Studium der Pilgerfrage einberufenen Pariser Conferenz, entsprechendere Modalitäten für die Quarantänestation Cameran zu schaffen und vor Allem möglichst vorzusorgen, dass dieselbe nicht selbst ein gefährlicher Seuchenherd werde.

Neben sonstigen vorgeschlagenen Verbesserungen erscheint aus den damaligen Conferenzbeschlüssen für die Quarantänefrage vor Allem die Entscheidung bedeutungsvoll, dass die Principien der ersten Venediger Conferenz, wonach die Schiffe nicht nach ihrer Provenienz, respective nach dem Zustande ihres Ausgangshafens, sondern nach ihrem jeweiligen sanitären Zustande in Camaran verschieden behandelt werden sollten.

Demnach wurde auch für die Pilgerschiffe die Proust'sche Unterscheidung in unverdächtige, verdächtige und verseuchte angenommen.

Vor Allem wurde darauf Rücksicht genommen, dass nach gleichzeitig gefassten Beschlüssen der Conferenz eine genauere ärztliche Beaufsichtigung der Pilger vor ihrer Einschiffung Platz greifen und dass jedes Pilgerschiff vor Passiren der Meerenge Bab-el-Mandeb, also noch vor der Station Camaran, die Hafenstadt Aden anlaufen solle, wo die dortige (englische) Sanitätsbehörde eine neuerliche strenge Untersuchung der Pilger, Ausschiffung der Erkrankten und nachfolgende Desinfection veranlassen solle.

[39]) Bericht über die Thätigkeit der zur Erforschung der Cholera im Jahre 1883 nach Egypten und Indien entsandten Commissionen von Koch und Gaffky, S. 148. Berlin, Arbeiten des kaiserlichen Gesundheitsamtes, 1887.

Auf die Garantien, welche die eben erwähnten Maassregeln bieten konnten, soll noch später des Genaueren eingegangen werden.

Die Discussion über die Maassregeln für Camaran ge-
staltete sich zu einer sehr anregenden und bleibt für die
ganze Quarantänelehre in ihrer späteren Entwicklung bedeutungsvoll.

Es ist fast selbstverständlich, dass sich die starren
Quarantänisten, insbesondere die Vertreter der Türkei und
Griechenlands, auch diesen geplanten Reformen gegenüber
refractär verhielten. Dagegen erhoben die Delegirten Englands
und der Niederlande, also jener Mächte, welche vor Allem
durch ihre indischen Pilger bei dieser Angelegenheit betheiligt sind, Ansprüche auf die weitgehendsten Erleichterungen, wobei sie weder auf die Natur der so unhygienisch
gearten Pilgerschiffe, noch auf die Lage der Station Camaran
an einem der exponirtesten Punkte des Orientes Rücksicht
nahmen.

Schliesslich wurde der von P r o u s t redigirte Vorschlag der französischen Delegation folgenden Inhaltes angenommen :

Die vom Süden kommenden, nach dem Hedjaz fahrenden
Pilgerschiffe müssen in der Sanitätsstation von Cameran Halt
machen und werden folgendem Regime unterworfen :

Die u n v e r s e u c h t e n Schiffe erhalten nach ärztlicher
Untersuchung Libera pratica und zwar nach Vollendung folgender
Operationen :

Die Pilger werden ausgeschifft, sie erhalten ein Douche-
oder Seebad; ihre schmutzige Wäsche, die Theile ihrer Gebrauchsgegenstände und ihres Gepäckes, welche verdächtig erscheinen
könnten, werden nach Bestimmung der sanitären Behörde desinficirt; die Dauer dieser Operationen darf, einschliesslich der Ein-
und Ausschiffung, 48 Stunden nicht übersteigen.

Wenn kein Fall von Cholera, Diarrhoe oder Choleraverdacht
während dieser Operationen constatirt wird, werden die Pilger
unverzüglich wieder eingeschifft und das Schiff frei nach dem
Hedjaz dirigirt.

Die v e r d ä c h t i g e n Schiffe, d. h. jene, auf welchen im
Momente der Abfahrt Cholera bestand, aber kein neuer Fall seit
sieben Tagen auftrat, werden in folgender Weise behandelt: Die
Pilger werden ausgeschifft, sie erhalten ein Douche- oder Seebad;
ihre schmutzige Wäsche, sowie jene ihrer Gebrauchsgegenstände
und Effecten, welche nach Bestimmung der sanitären Behörde ver-

dächtig sind, werden desinficirt. Auch hier darf die Dauer dieser Operationen, mit Einschluss der Aus- und Einschiffung, 48 Stunden nicht übersteigen. Zeigt sich kein Cholera- oder choleraverdächtiger Fall während dieser Operationen, so werden die Pilger unverzüglich wieder eingeschifft und das Schiff nach Djeddah zurückdirigirt, wo eine zweite ärztliche Untersuchung an Bord erfolgt. Hat diese ein günstiges Resultat und erklären die Schiffsärzte unter Eid, dass kein Fall während der Ueberfahrt auftrat, so werden die Pilger sofort ausgeschifft. Wenn dagegen während der Reise oder im Momente der Ankunft Cholera oder choleraähnliche Erkrankungen constatirt werden, hat das Schiff nach Camaran zurückdirigirt zu werden, wo es nach dem Regime der inficirten Schiffe zu behandeln ist.

Die verseuchten Schiffe, d. h. jene, welche Cholera oder choleraverdächtige Erkrankungen an Bord haben oder solche seit sieben Tagen zeigten, werden nach folgendem Regime behandelt:

Die an Cholera oder choleriformen Erscheinungen Erkrankten werden ausgeschifft und im Lazarethe isolirt. Es wird eine gründliche Desinfection vorgenommen, die anderen Reisenden werden ausgeschifft und in möglichst kleinen Gruppen isolirt.

Die locale Sanitätsbehörde entscheidet, ob die Ausladung des grossen Gepäckes und der Waaren nothwendig ist, ob das ganze Schiff oder nur ein Theil desselben zu desinficiren ist.

Die Passagiere bleiben fünf Tage im Etablissement von Camaran; wenn die Cholerafälle auf mehrere Tage zurückdatirten, kann die Dauer der Isolirung vermindert werden. Diese Dauer kann nach dem Zeitpunkte des Erscheinens des ersten Falles und nach der Entscheidung der Sanitätsbehörde variiren.

Das Schiff wird dann nach Djeddah dirigirt, wo eine strenge ärztliche Visite an Bord erfolgt. Ist ihr Resultat günstig, so werden die Pilger ausgeschifft. Wenn dagegen Cholera oder choleraähnliche Erkrankungen während der Reise und im Momente der Ankunft an Bord auftreten, so wird das Schiff nach Camaran zurückgeschickt, wo es neuerdings dem Regime der inficirten Schiffe unterworfen wird.

Also wiederum, gleichwie für den Suezcanal, Behandlung des Schiffes nach seinem Gesundheitszustande, respective nach den Erfahrungen während der Ueberfahrt und die gerade für diesen Fall so wohlthätige Maassregel der Untersuchung und späteren Scheidung der Pilger in kleinere Gruppen.

Durch die Bestimmung der beschränkten Zeit von 48 Stunden für die Badezwecke der Pilger, sowie für die

Desinfection der Kleider und Effecten, sollte jede Verzögerung dieser Proceduren, gleichwie jede überflüssige Anhäufung von Personen in Camaran vermieden und eine rasche Abstossung der ungefährlichen Pilger erreicht werden.

Nichtsdestoweniger suchten die Delegirten Englands und der Niederlande auch noch weitere Erleichterungen für die nicht inficirten Schiffe zu erreichen. Sie wiesen auf die angeblichen Maassregeln vor der Einschiffung und während der Fahrt hin, die holländischen Vertreter noch auf den Umstand, dass die Sondainseln überhaupt kaum als mit Cholera inficirt zu betrachten seien, dass von dort constatirtermaassen überhaupt noch keine Epidemie nach dem Hedjaz importirt wurde, [40]) dass zudem im niederländischen Indien die grössten Vorsichtsmaassregeln vor der Abfahrt der Schiffe getroffen werden. Als eine sehr bedeutungsvolle derartige Bestimmung muss die von Dr. R u y s c h [41]) erwähnte bezeichnet werden, wonach die Pilger im Sonda-Archipel von den verschiedenen Inseln in kleinen Schiffen vor der Einschiffung am grossen Dampfer gesammelt werden. Diese Procedur involvirt wohl zweifellos eine natürliche und sehr heilsame Verlängerung der Beobachtungszeit.

Es ist unter diesen Umständen verständlich, dass sich die Holländer ganz besonders gegen die Ausschiffung und Detention ihrer Pilger in der hygienisch so verufenen Insel C a m a r a n sträubten. Sie verlangten daher [42]) mit grosser Entschiedenheit, dass ihre Pilger nicht ausgeschifft, sondern in C a m a r a n blos a m B o r d der Schiffe ärztlich untersucht werden, um sich dann im Hafen von Djeddah oder auf einer der in der Nähe dieses Hafens befindlichen Inseln einer neuerlichen Untersuchung zu unterziehen.

Als Quintessenz dieser Ansprüche mag der Vorschlag R u y s c h's gelten, der hier auszugsweise Platz finden möge:

R u y s c h unterscheidet wie P r o u s t drei Kategorien von Pilgerschiffen:

Unverdächtig sind solche, welche ein Patente nette in Camaran erlangen und nach der Aussage des vom Staate diplomirten Schiffsarztes während der Reise keinen Fall von Cholera und auch keinen verdächtigen Fall hatten. Diese Schiffe sollen nach ärztlicher Untersuchung und Entrichtung der sanitären Taxen Libera pratica erhalten und nach dem Hedjaz weiterreisen.

---

[40]) Protokolle der Pariser Conferenz, S. 282.
[41]) Ibidem, S. 282.
[42]) Ibidem, S. 326.

Die verdächtigen Schiffe, d. h. solche, auf welchen im Momente der Abreise oder während der Fahrt Cholerafälle vorkamen, aber kein neuer Fall seit sieben Tagen aufgetreten war oder welche ein Patente brute vom letzten Hafen hatten, sollten ihre Passagiere ausschiffen und desinficiren lassen. Die Isolirung sollte aber blos 24 (nicht 48 Stunden wie im P r o u s t'schen R e g l e m e n t) dauern.

Für die inficirten Schiffe acceptirte auch R u y s c h im Wesentlichen den P r o u s t'schen diesbezüglichen Vorschlag.

Wie bereits erwähnt, lehnte die Conferenz diese Vorschläge ab und musste dies schon deshalb thun, weil die streng quarantänären Staaten schon der ersten Fassung gegenüber Bedenken geltend gemacht hatten und das Project R u y s c h's ein so geringes Quantum von Garantien präsentirt hätte, dass man dessen Annahme den quarantänären Parteien nicht zumuthen konnte.

Bemerkenswerth ist in den Propositionen der Vertreter der ultrafreihändlerischen und vor Allem verkehrsschützenden Nationen das Verlangen der Untersuchung der Pilger an Bord der Schiffe, ohne sie bevor auszuschiffen. Dadurch würde wohl natürlich ein Minimum von Zeitversäumniss gegeben sein, aber eben so problematisch wäre die gewonnene Beaufsichtigung. Auch in der letztjährigen Venediger Conferenz wurde von derselben Seite dieser Vorstoss versucht und von der Conferenz zurückgewiesen.

Es unterliegt keinem Zweifel, dass die Berathungen der Pariser Conferenz, wenn sie auch blos die Maassregeln für die Behandlung der Mekkapilger als hauptsächlichstes Substrat hatten, der ganzen Quarantänefrage eine Fülle von Anregungen darboten und sie im Sinne wahren Fortschrittes wesentlich vorwärts beförderte. [48])

Zu einem praktischen Erfolge führte die Conferenz indessen nicht, weil diejenigen Mächte, welche bei der Pilgerfrage hauptsächlich in Betracht kommen, die Türkei und England (letzteres durch seine indischen Besitzungen), aus sachlichen und formalen Gründen der Convention nicht beipflichteten.

---

[48]) Die in der Convention enthaltenen, hier nicht wiedergegebenen Beschlüsse schliessen sich enge an die bereits citirten der ersten Venediger und der Dresdener Conferenz. Siehe auch die Protokolle der Pariser Conferenz v. Jahre 1894 und K a r l i n s k i : Ueber die geschichtliche Entwicklung der internationalen Gesundheitspflege etc. Wien, 1895.

XII.

Da brachte die zweite Hälfte des Jahres 1896 den Ausbruch der heftigen Pestepidemie in Bombay. Wenn auch
schon längere Zeit früher — im Jahre 1894 — in Canton
und Hong-Kong ganz beträchtliche Epidemien der Beulenpest
geherrscht hatten, Epidemien, welche in Folge der in ihrem
Verlaufe erfolgten Entdeckung des Pestbacillus durch K i t a-
s a t o und Y e r s i n für die Geschichte der Pest von andauernd
grosser Bedeutung bleiben werden, so liessen diese dennoch
Europa wegen der grösseren Entfernung und des geringen
Verkehres mit unserem Continente verhältnissmässig kalt.

Die Aufregung kam erst, als B o m b a y, eine Stadt,
welche in continuirlich regem Verkehre mit Europa steht und
von welcher die Ueberfahrt nach den Mittelmeerländern kaum
die Dauer von zwölf Tagen erfordert, schwerer ergriffen
wurde.

Ganz Europas bemächtigte sich die grösste Beängstigung,
welche vielfach lähmend auf Handel und Verkehr einwirkte.

Auch diesmal war es O e s t e r r e i c h - U n g a r n, welches
die Initiative einer Conferenz behufs Besprechung der Maassnahmen, welche die so unverhofft eingetretene Bedrohung mit
einer Seuche, die für Europa schon seit vielen Decennien als
definitiv begraben erschien, ergriff. Bereitwillig gingen alle
übrigen europäischen Regierungen, sowie die Vereinigten
Staaten Amerikas, Egypten und Persien auf die gegebene
Anregung ein und so trat die zweite internationale Sanitätsconferenz von Venedig am 16. Februar 1897 zusammen.

Die Situation, in welcher sich die Delegirten, im Begriffe ihre Berathungen zu beginnen, befanden, war eine ganz
eigenthümliche. Die Mitglieder, wie bei den früheren Conferenzen theils Diplomaten, theils Mediciner, darunter Männer
von höchster Autorität in hygienischen Fragen — wie z. B.
B r o u a r d e l und P r o u s t aus Frankreich, v. K u s y aus
Oesterreich, C h y z e r aus Ungarn, [44]) v. E r m e n g e m aus
Belgien, F o á aus Italien, L u k j a n o v aus Russland —
kannten wohl nur zum geringsten Theile die Pestkrankheit

---

[44]) Unsere Monarchie vertrat als erster Delegirter in erfolgreichster
Weise der österreichisch-ungarische Gesandte Graf L ü t z o w. Ihm standen
als Mitglieder der österreichisch-ungarischen Delegation ausser den eben
genannten beiden Gelehrten noch zur Seite: Hofrath v. S u z z a r a, Sanitäts-
rath Dr. H a g e l, der S c h r e i b e r dieses Aufsatzes, Dr. K a r l i n s k i, Hofrath v. E b n e r, Dr. B o h a t a und die Sectionsräthe v. R o e d i g e r und
V a j k a y des ungarischen Handelsministeriums.

aus eigener Anschauung, wie ein hervorragendes Mitglied der Conferenz, Prof. de Sousa Martins, der Delegirte Portugals, selbst hervorhob. [45]) Es musste zudem erwartet werden, dass die von verschiedenen europäischen Regierungen (Oesterreich, Deutschland, Russland) an Ort und Stelle zum Studium der Epidemie entsendeten wissenschaftlichen Expeditionen die bestehenden Theorien der Pestkrankheit wesentlich modificiren werden und dass dadurch die Basis der Deliberationen der Venediger Sitzungen stündlich erschüttert werden konnte.

Recht drastisch wurde dieser Umstand durch eine Erklärung des ersten Delegirten Deutschlands, v. Mühlberg, illustrirt, welcher sich gleich seinen übrigen deutschen Collegen sehr activ an den Venediger Verhandlungen betheiligt hatte, schliesslich aber im Namen der deutschen Reichsregierung declarirte, dass dieselbe die aus den Verhandlungen resultirende Convention nur unter dem Vorbehalte annehmen könne, dass die Forschungen der nach Indien entsendeten Gelehrten keine wesentlichen Aenderungen in den Anschauungen über die Pestkrankheit mit sich bringen werden.

Nichtsdestoweniger müssen die Beschlüsse der Venediger Conferenz auch vom streng wissenschaftlichen Standpunkte, trotz der ihr aus den eben erwähnten Momenten auferlegten Vorsicht und Beschränkung als höchst glückliche bezeichnet werden.

Zunächst erfolgte unter dem Eindrucke der drohenden Pestgefahr und unter dem Hochdrucke der Delegirten aller übrigen Mächte auf die Vertreter der betreffenden Regierungen die Anerkennung der Pariser sanitären Convention auch von Seiten Englands und der Türkei.

Dieser allerdings noch immer unter einem gewissen Vorbehalte erfolgte Beitritt der zwei bei den Pilgerfahrten zunächst betheiligten Mächte erschien um so bedeutungsvoller, als England erst im Verlaufe der Conferenz seinen indischen Mohamedanern die Pilgerfahrt nach Mekka verboten hatte, demnach noch immer die Gefahr bestand, dass vom schwer verseuchten Bombay, dem Einschiffshafen der indischen Pilger, die Seuche via persischer Golf und Rothes Meer in das Hedjaz eingeschleppt worden sein konnte, um von dort nach allen Windrichtungen durch die heimkehrenden Pilger verstreut zu werden.

---

[45]) Protokolle der Venediger Sanitätsconferenz vom Jahre 1897, Seite 36.

Ausser diesem Resultate hatte die Venediger 1897er Conferenz noch eine Reihe von Beschlüssen gefasst, welche nicht blos für die Pestvorbeugung von Werth sind, sondern auch die bisherigen Normen der internationalen Gesundheitspflege in bedeutungsvollster Weise ergänzten und abrundeten.

Entsprechend der Aufgabe dieser Arbeit soll hier blos auf die für die Quarantänefrage wichtigen Punkte eingegangen werden.

Diese Frage fand bei der letzten internationalen sanitären Conferenz eine weitaus breitere Erledigung als bei den vorhergegangenen. Dies resultirte schon aus dem Programme derselben. Denn, während sich die Dresdener Conferenz mit den Schutzmaassregeln, welche für den Fall des Auftretens der Seuche in Europa nothwendig erscheinen sollten (dabei war, wie erinnert werden soll, nur an die Cholera gedacht) die erste Venediger Conferenz sich blos mit dem Suezcanale, die Pariser Conferenz mit dem Rothen Meere, dem persischen Golfe und den Ursprungsstätten der Cholera im britischen und niederländischen Indien beschäftigte, lenkte die Conferenz vom Jahre 1897 ihre Aufmerksamkeit auf alle diese Territorien. Sie brachte auch den Standpunkt der Vereinigten Staaten von Nordamerika zur Geltung, so dass mit vollem Rechte gesagt werden kann, dass die Discussionen und Beschlüsse der zweiten Venediger Sanitätsconferenz ein getreues Spiegelbild der gegenwärtigen Anschauungen aller Culturvölker in der Quarantänefrage darbieten.

Demjenigen, welcher den Verhandlungen der gelehrten Versammlung im Palazzo reale zu Venedig aufmerksam folgte, konnte nun ein leises Zurückweichen von den ultragegnerischen Anschauungen der früheren Conferenzen in Bezug auf Quarantänen nicht entgehen. Nicht etwa, dass die Ausführungen der Vertreter der quarantänistischen Staaten, welche mit denselben Argumenten, wie in den Jahren 1892, 1893 und 1894 auch diesmal wieder auftraten, ein geneigteres Ohr fanden. Wiederum versuchten Portugal, Bulgarien, die Türkei einen Ansturm auf das Regime der beschränkenden Isolirungsmaassregeln. Man kann aber nicht behaupten, dass die Erfahrungen, welche beispielsweise in den Quarantänen der Türkei und den unter ottomanischer Verwaltung stehenden Gebieten gemacht wurden, ermunternd für die Reconstruction des von den früheren Conferenzen fallen gelassenen Regimes hätten dienen können. Im Gegentheile, alle Mitglieder der Conferenz, welche durch ihre Stellung und Erfahrung in unabhängiger Weise den türkischen Quarantänen näher standen, hielten mit dem Verdammungsurtheile über dieselben nicht zurück [46]) und liessen durchblicken, dass sie unter Umständen zu Brutstätten der Seuche werden können.

Es wurden aber wieder Stimmen hörbar, welche die absolute Nothwendigkeit der Quarantänemaassregeln, ob sie nun den vervehmten Namen „Quarantäne" tragen oder mit dem wohlklingenderem der „Observation" bezeichnet werden, für Länder mit minder ausgebildeten sanitären Institutionen, wo eine „Surveillance" nicht durchführbar ist, energisch forderten.

Den wissenschaftlichen Errungenschaften der Neuzeit Rechnung tragend, wurde für alle diese Observationsstationen die Desinfection, welche nach früheren viel allgemeiner gehaltenen Begriffen die Quarantänen unter Umständen ganz zu ersetzen gehabt hätte, zur directen Unterstützung und Ergänzung der Quarantänemaassregel herangezogen.

Damit wurde einem Principe Rechnung getragen, welches, zunächst für die Pest aufgestellt, geeignet ist, bei der Verhütung aller Infectionskrankheiten und insbesondere auch der anderen exotischen Seuche, der Cholera, die nützlichsten Dienste zu leisten. Der Mensch ist zweifellos der Träger der Krankheit, das, was aber in der Weiterverbreitung der Epidemien am weitaus gefährlichsten ist, sind die Ex- und Secrete der Kranken, sowie die durch letztere beschmutzten Gegenstände. Die ausreichende Desinfection derselben ist demnach das erste Postulat einer rationellen Seuchenprophylaxe.

Mit entsprechenden Desinfections-Apparaten versehene Quarantänestationen mussten daher alle Schrecken der früheren Gefährlichkeit solcher Etablissements verlieren und können unter besonderen Umständen für das zu schützende Land die segensreichsten Leistungen entwickeln.

Aber auch abgesehen von diesem Momente, welches wohl geeignet ist, die vielangegriffene Quarantäne-Institution in ein milderes Licht zu setzen, musste eine liberalere Auffassung zugeben, dass dasjenige, was etwa in Belgien, der Schweiz, also Ländern, wo Eilzüge auf Eilzüge in kürzesten Intervallen eine grosse Anzahl von Reisenden an

---

[46]) Siehe Dr. Hagel, Protokolle der Venediger Pestconferenz, Seite 447.

die Grenzen bringen, physisch einfach unausführbar erscheinen muss, in anderen Gegenden Europas mit geringerem Verkehre, wie z. B. Bulgarien oder gar in Asien oder Afrika eine praktisch durchführbare und wohlthätig wirkende Maassregel werden kann.

Es sollen dementsprechend die Beschlüsse der Venediger Conferenz zunächst bezüglich der Landquarantänen für Europa und dann bezüglich der Landquarantänen für die Länder ausserhalb unseres Continentes gesondert besprochen werden.

Die Dresdener Conferenz, welche sich ja nur mit den für europäische Länder nothwendigen und geeigneten prophylaktischen Maassregeln beschäftigte, hatte in Bezug auf die Landquarantänen ein kurzes und bündiges Verdammungsurtheil ausgesprochen:

Il ne sera plus établi de quarantaines terrestres.

Die Venediger Pestconferenz acceptirte diese Bestimmung. Sie nahm auch den ferneren Zusatz aus der Dresdener Convention auf, dass blos die an Pest Erkrankten an der Grenze zurückbehalten werden dürfen, ergänzte diesen aber in der Convention durch die weitere Bestimmung, dass es jedem Staate unbenommen sei, im Nothfalle einen Theil seiner Grenzen gegen seine Nachbarschaft abzuschliessen:

Il ne sera plus établi de quarantaines terrestres. Seules les personnes présentant des symptômes de peste peuvent être retenues. Ce princip n'exclut pas le droit pour chaque Etat de fermer, au besoin, une partie de ses frontières. [47])

Principiell hatte dies wohl schon Brouardel in einer Discussion bei den Dresdener Verhandlungen zugegeben, durch die Aufnahme dieses Zusatzes in die Venediger Convention wurde indessen einem Vorstosse der Quarantäneanhänger in einer für die modernen Principien wohl unschädlichen Weise vorgebeugt.

Man kann indessen annehmen, dass jeder Staat sich es sehr wohl überlegen wird, eine geradezu selbstmörderische Maassregel, wie sie ein strenger Grenzabschluss repräsentirt, anzuwenden. Abgesehen davon, dass in den meisten Ländern Europas eine wirksame Absperrung gar nicht physisch ausführbar ist und dass durch sie der Volkswohlstand und man-

---

[47]) Convention, in den Protokollen der Venediger Pestconferenz, Seite 252.

nigfache sociale Interessen des eigenen Landes viel mehr als
desjenigen, gegen welches sich die Grenzsperre richtet, leidet,
erscheint auch eine Anhäufung von schlecht verpflegten und
untergebrachten Reisenden, ob sie nun gesund oder krank
sind, an den Landesgrenzen stets als eine schwere gesund-
heitliche Gefahr.

Aus diesem Grunde wurde, trotz eines neuerlichen An-
trages des Delegirten Bulgariens Dr. R o u s s e ff, für einzelne
Länder statt der Surveillance im Lande selbst die Observation an den Landesgrenzen zu concediren, abgelehnt.

Wie natürlich, musste die Dauer der Surveillance entsprechend der längeren Incubationszeit der Pest gegenüber
der Cholera erhöht werden. Die Commission nahm hiefür zehn
Tage an, entsprechend der von der technischen Commission
als durchschnittlich höchsten bezeichneten Incubationsziffer
der Krankheit. [48])

Die Arbeiten der technischen Commissionen waren auch
von grossem Werthe für die Beschlussfassung der Conferenz
in Bezug auf diejenigen Waaren und Objecte, deren Importation im Pestfalle verboten werden können oder welche vor
ihrer Einfuhr desinficirt werden müssen.

Auf Grund der von den Gelehrten der Conferenz sehr
eingehend geführten Verhandlungen und unter Berücksichtigung
der bis dahin bekannt gewordenen Eigenthümlichkeiten des
Pestvirus musste gegenüber der Choleraprophylaxe eine gewisse Erschwerung Platz greifen.

Die Dresdener Convention beschränkte sich darauf, blos
jene Objecte, welche ihrer Natur oder ihrer Gebrauchs-
bestimmung nach durch directen Contact mit Cholerakranken
von deren Excrementen beschmutzt sein konnten als verdächtig hinzustellen, denn es konnte als feststehend angenommen werden, dass die Cholera blos den Menschen
befällt und dass Thiere von ihr, die experimentellen Labora-
toriumserkrankungen ausgenommen, nicht ergriffen werden.
Die Venediger Pestconferenz musste mit der Thatsache
rechnen, dass es für einige Thiere, wie die Mäuse, die
Ratten, erwiesen ist, für andere, wie beispielsweise Hunde,

---

[48]) Es soll noch ausdrücklich betont werden, dass hiermit nicht das
Maximum der Incubationsmöglichkeit gegeben sein soll, sondern blos eine
für praktische Zwecke nothwendige Durchschnittsziffer. Dasselbe war ja
auch für die Cholera mit ihren fünf Tagen gemeint. Die Pestconferenz
setzte daher überall, wo die Choleraconferenzen fünf Tage annahmen,
zehn Tage, für sieben Tage 12 Tage u. s. w.

Schafe, Ziegen, Schweine, Büffel, Ochsen als sehr wahrscheinlich angenommen werden muss, dass sie gleichfalls an der
Pest erkranken können. [49]) Demnach musste sie auch alle von
den erwähnten Thieren stammenden Provenienzen, wie z. B.
Haare, Wolle, Hufe, Felle, Borsten, Knochen, Klauen als
pestempfänglich erklären und daher mit dem Einfuhrinterdicte
belegen.

Von der Erwägung ausgehend, dass häufig Ratten in
grosser Anzahl in Hadernmagazinen sich aufhalten und daher
eine nachträgliche Beschmutzung durch diese pestkranken
Nager erfolgen kann, sowie mit Rücksicht darauf, dass in
solchen en gros in den Handel kommenden Hadernballen oft
Abfälle von Fellen und Knochen vorkommen, welche auch von
pestkranken Thieren abstammen können, sprach sich die Pestconferenz auch für das Verbot der hydraulisch comprimirten,
als Kaufmannswaare transportirten Hadernballen aus, welche,
wie schon seinerzeit hervorgehoben wurde, vom Choleraver-
bote ausgenommen waren.

Als Neuerung muss auch das Einfuhrverbot der von
Matrosen und Soldaten hinterlassenen Gegenstände, welche
nach deren Ableben in ihre Heimat zurückgeschickt zu werden
haben, erwähnt werden. Es lässt sich nicht leugnen, dass
diese Bestimmung von grosser Vorsicht spricht, indem die
Ursache des Todes bei diesen weitgereisten jungen Leuten
sich jeder Controle entzieht und erwiesenermaassen der Pestkeim in Kleidern und dergleichen Gegenständen sehr lange
Zeit seine Virulenz erhält.

Alle diese anscheinend drakonischen Bestimmungen
wurden aber im Verlaufe der Discussionen den Vertretern
freihändlerischer Richtungen durch die Concession acceptabel
gemacht, dass das Verbot der Einfuhr und Durchfuhr aller
dieser Waaren und sonstigen Gegenstände nicht obligatorisch,
sondern facultativ ist und es demnach dem Ermessen der
Gesundheitsbehörde des Bestimmungsortes überlassen bleibt,
diese Objecte bei sich aufzunehmen oder zu repoussiren oder
vor ihrer Zulassung in's Land einer Desinfection zu unterziehen.

Dieses letztere Pouvoir, das Recht der Desinfection,
wurde der Behörde jedes Landes auch für alle jene Gegenstände zuerkannt, welche in der von der Conferenz aufgestellten Proscriptionsliste nicht enthalten sind.

---

[49]) B e c o, Protokolle der Venediger Conferenz vom Jahre 1897,
Seite 129.

Damit wurden wieder Jene gewonnen, welche noch andere Gegenstände in die angeführte Liste eingereiht hätten, die sich aber durch das Kautschukartige der erwähnten Bestimmung gewinnen liessen. [50])

Danach gestalten sich die Bestimmungen der Venediger Pestconferenz für die Ein- und Durchfuhr von Waaren und pestempfänglichen Objecten für das europäische Territorium in wörtlicher Uebersetzung folgendermaassen:

Folgenden Gegenständen und giftempfänglichen Waaren k a n n, wenn sie aus einem pestverdächtigen Territorium stammen, der Eintritt verwehrt werden (peuvent être prohibés à l'entrée):

1. Leibwäsche, Lumpen und getragene Kleider, im Gebrauche stehende Effecten, sowie benützte Bettwäsche.

Wenn diese Gegenstände als Personengepäck oder Uebersiedlungs-, respective Einrichtungseffecten geführt werden, so unterliegen sie eigenen Vorschriften.

Hieher gehören auch die von verstorbenen Soldaten und Matrosen in ihre Heimat geschickten Packete.

2. Hadern und Lumpen, wobei die in durch hydraulische Kraft comprimirten Waarenballen transportirten nicht ausgeschlossen sind.

3. Gebrauchte Säcke, Teppiche und Stickereien.

4. Rohe, frische und nicht gegerbte Häute.

5. Thierische Abfälle, Hufe, Klauen, Borsten, Seide und nicht gereinigte Wolle (laines brutes).

6. Haare.

Die Durchfuhr von Waaren und giftempfänglichen Gegenständen, welche derart verpackt sind, dass sie während der Fahrt nicht geöffnet werden können, darf nicht verboten werden. Das Verbot kann auch nicht erfolgen, wenn die Waaren einen Seuchenherd durchfahren haben, aber in Folge der Verpackung nicht mit verseuchten Gegenständen in Berührung kommen konnten.

Ebenso kann kein Einfuhrverbot erlassen werden, wenn sie fünf Tage vor Auftreten des ersten Pestfalles abgeschickt werden. Das Zurückhalten von Waaren an den Landesgrenzen in Quarantäne ist nicht erlaubt. Das einfache Einfuhrverbot oder die Desinfection sind die einzigen Maassnahmen, welche getroffen werden können.

---

[50]) So wahrt sich beispielsweise Portugal durch seinen Delegirten d e Sousa Martins das Recht, der Liste noch Früchte und andere Vegetabilien zuzufügen, welche am Boden beschmutzt werden können und keinerlei Desinfection vertragen. (Protokolle der Venediger Conferenz vom Jahre 1897, Seite 172.) Ebenso will die Türkei Pestcollis eventuell desinficiren lassen. Ibidem, Seite 172.

XIII.

Diese Beschlüsse, welche sich auf hochcultivirte europäische Länder beziehen, können durch ihre Liberalität nicht Erstaunen verursachen. Es ist ja übrigens schon hervorgehoben worden, dass durch den Zusatz, welcher jedem Staate das Recht einräumt, im Nothfalle auch einen Theil seiner Grenzen abzuschliessen, eine Modification, wenn man will, im quarantänistischen Sinne gegenüber den radical freihändlerischen Bestimmungen der Dresdener Convention geschaffen wurde.

Viel auffallender muss es erscheinen, dass ganz derselbe Standpunkt in Bezug auf die aussereuropäischen Länder eingenommen wurde. Wenn man bedenkt, dass speciell bei der Pestgefahr die im innersten Asien gelegenen Landstriche in Betracht kommen, so kann die gleichartige Behandlung so differenter Territorien nicht ohne ein gewisses Befremden aufgenommen werden.

Die ursprünglichen Anschauungen der führenden Geister der Venediger Conferenz standen auch durchaus nicht den Landquarantänen für die ausseuropäischen Gegenden unsympathisch gegenüber. Dies bezeugt die These, mit welcher P r o u s t die diesbezügliche Discussion einleitete und welche folgendermaassen lautete:

Die für den Landweg (ausserhalb Europas) gegen mit Pest verseuchte Provenienzen getroffenen Maassnahmen sollen den sanitären Principien der Conferenzen von Venedig (1892), Dresden (1893), Paris (1894) und Venedig (1897) entsprechen; für die alten Landquarantänen haben die modernen Desinfectionsmaassregeln einzutreten.

Zu diesem Zwecke sollen Dampfdesinfections-Apparate und andere zur Desinfection dienende Werkzeuge an entsprechenden Punkten der von Reisenden frequentirten Strassen aufgestellt werden. Dieselben Maassregeln haben an den bereits errichteten und noch zu errichtenden Eisenbahnlinien getroffen zu werden. S o l l t e n d i e s e D e s i n f e c t i o n s - V o r k e h r u n g e n n i c h t v o r h a n d e n s e i n u n d s o l l t e m a n d a h e r g e z w u n g e n s e i n, i n g e w i s s e n L ä n d e r n d e s O r i e n t s a u f Q u a r a n t ä n e n z u r ü c k z u g r e i f e n, s o w ü r d e d i e D a u e r d e r s e l b e n z e h n v o l l e T a g e b e t r a g e n. Die Desinfection hat nach den Principien der Venediger Conferenz vom Jahre 1897 zu erfolgen.

Proust trat auch in der Discussion mit aller Wärme
für seinen Antrag ein, hob hervor, dass dort, wo keine anderen
prophylaktischen Maassregeln, möglich sind, beispielsweise bei
den Karawanen, welche auf der Rückkehr von den Pilgerfahrten
in den innerasiatischen Wüsten und Steppen weder Dampfdesinfections-Apparate antreffen, noch einer ärztlichen Surveillance unterzogen werden können, eine Observation von grösstem
Nutzen werden kann.

Die Vertreter des bei der Frage in hervorragendem
Grade betheiligten russischen Reiches Yonin und Lukja-
now, welchen der Vorwurf der Propagation unmoderner
sanitärer Anschauungen gewiss nicht gemacht werden kann,
bestanden gleichfalls darauf, dass ein Aufgeben der Landquarantänen, welches Russland für seine europäischen Grenzen
ohneweiters concedirte, für seine asiatischen Länder un-
prakticabel ist. [51])

Der persische Delegirte berichtete sogar über von
Seiten seiner Regierung bereits etablirte 15tägige Landquarantänen an der afghanistan-beludschistan'schen Grenze,
nicht ohne sich eigenthümlicherweise gleichzeitig gegen das
Quarantänewesen sehr energisch auszusprechen. [52])

Alle diese von so gewichtigen Seiten kommenden Ein-
sprüche konnten dem Ansturme der Quarantänegegner nicht
Stand halten. Man fürchtete sich vor dem Vorwurfe des
Rückschrittes und so beschloss man auch für den Orient die
Auflassung der Quarantänen und den Ersatz derselben durch
Desinfectionen und die Surveillance, sowie die Sperrung der
Landgrenzen als Ultima ratio. Diese solle wenigstens nichts
den sanitären Verhältnissen schaden können. „La clotûre
frappe seulement la vie économique, les autres y ajoutent les
domages sanitaires. [53])

Wer den Modus von Conferenzen kennt, welchen es
nicht, gleich rein wissenschaftlichen Corporationen, darum zu
thun sein kann, einer auf positiven Grundlagen beruhenden
Theorie Geltung zu verschaffen, sondern bei welchen das
System der gegenseitigen Concessionen eine grosse Rolle
spielt und wo es vor Allem darauf ankommt, die praktisch
wichtigen Punkte einer einheitlichen Regelung zuzuführen,

---

[51]) Protokolle der Venediger Conferenz vom Jahre 1897, S. 144.
[52]) Protokolle der Venediger Sanitätsconferenz vom Jahre 1897.
Panayote-Bey, Seite 144 und 332.
[53]) Ibidem, S. 152.

wird Diejenigen nicht verdammen, welche, der herrschenden Strömung zuliebe, auf die Landquarantänen ausserhalb Europas verzichteten. Man konnte es übrigens den betheiligten Factoren stillschweigend überlassen, das zu thun, was sie selbst im gegebenen Falle für zweckmässig halten und dass dies, unbekümmert um die Beschlüsse der Conferenz, auch geschehen wird, zeigt ziemlich unverblümt eine Declaration Yonin's zum Schlusse der Conferenz. [54])

Der Passus der schliesslich acceptirten Venediger Pestconvention, welcher von den Landquarantänen ausserhalb Europas handelt, lautet:

Die Maassnahmen, welche zu Lande gegen Provenienzen aus pestverseuchten Ländern ergriffen werden können, sollen den Principien der gegenwärtigen Convention entsprechen. Die modernen Desinfectionspraktiken haben statt der Landquarantänen einzutreten.

Zu diesem Zwecke sollen Dampfdesinfections-Apparate und andere Desinfectionswerkzeuge auf entsprechenden Punkten der von den Reisenden frequentirten Strassen vertheilt werden. Dasselbe hat auf den bereits errichteten oder noch zu errichtenden Eisenbahnlinien zu geschehen. Die Waaren sind nach den durch diese Convention adoptirten Principien zu desinficiren.

Jedem Staate steht es frei, seine Grenzen für Reisende und Waaren abzuschliessen.

XIV.

Bezüglich der Schiffsquarantänen erscheinen gleichfalls einige Momente aus der Venediger Pestconferenz bemerkenswerth, obzwar dieselbe in dieser Hinsicht noch viel weitgehender, als auf anderen Gebieten die Tendenzen der früheren Conventionen verfolgte.

So ist es als eine entschiedene, den handelsprotectionistischen Nationen [55]) gemachte Concession zu bezeichnen, dass bei der Behandlung der inficirten Schiffe die Möglichkeit des Ersatzes der Observation durch eine Surveillance gegeben wird. Der entsprechende Passus der Venediger Convention lautet demnach:

„Les autres personnes doivent être également debarquées, si possible, et soumises à une observation ou à une surveillance dont la durée variera selon l'état sanitaire du navire" etc.

---

[54]) Ibidem, S. 206.
[55]) England, Belgien und die Niederlande.

Wenn auch dem Sinne der geführten Verhandlungen nach diese Alternative hauptsächlich so gedacht ist, dass unter gewissen Umständen die Observation nach einiger Dauer in die mildere Surveillance umgewandelt werden kann, [56]) so ist doch nicht daran zu zweifeln, dass die unbestimmte stylistische Fassung des Passus gewiss den Hafenbehörden freien Spielraum lässt, von vorneherein auch Passagiere inficirter Schiffe ausschiffen zu lassen und sie blos einer Surveillance an ihrem Bestimmungsorte zu unterziehen.

Ein weiterer Zusatz bedeutet dagegen eine neue Vorsichtsmaassregel. Diese ist die Bestimmung, dass die Hafenbehörden bei allen drei Schiffskategorien entweder eine Desinfection des ganzen Schiffes oder nur der inficirten Theile desselben vornehmen können. Diese Bestimmung wurde insbesondere mit Rücksicht auf die Möglichkeit des Vorkommens von Cadavern an Pest zugrunde gegangener Ratten in Schiffen aufgenommen.

Sonst ist der Text des Abschnittes, welcher die Hafenquarantäne-Maassregeln in Europa behandelt, gleichlautend mit dem entsprechenden Abschnitte der Dresdener Convention und sei deshalb diesbezüglich auf die vorangegangenen Ausführungen verwiesen. Natürlich sind überall statt der fünf Tage der Incubationsdauer der Cholera die zehn Tage der Pestincubationszeit einzusetzen.

Bei der Verhandlung der Hafenquarantäne-Maassregeln, welche für die ausserhalb Europas gelegenen Länder in Anwendung zu kommen haben, musste die zweite Venediger Conferenz zwei Gegenden vor Allem in Betracht ziehen, welche in Bezug auf die Cholera in speciellen Conferenzen einer gesonderten Besprechung unterzogen wurden: das Rothe Meer mit dem Suezcanal und den persischen Golf.

Was das Rothe Meer und den Suezcanal anbelangt, wurden die Beschlüsse der ersten Venediger Conferenz als Basis für die Berathungen auch für die Pestconferenz angenommen und im Grossen und Ganzen auch der Text der Convention stylistisch gleichlautend gehalten, so dass eine Wiederholung hier vermieden werden kann. Selbstredend müssen wieder die niedrigen Ziffern der Cholera-Incubationszeit (fünf

---

[56]) Siehe den Rapport Beco's in den Protokollen der Conferenz von Venedig vom Jahre 1897, S. 133.

Tage) durch die höheren der Pestincubation (zehn Tage) vertauscht werden. [57]

Nur eine Modification in Bezug auf die unverseuchten Schiffe erscheint principiell wichtig.

Der betreffende Passus der Venediger (Cholera)-Convention lautet:

„Die unverseuchten Schiffe erhalten sofort nach ärztlicher Untersuchung „Libera pratica", mag die Natur ihres Patentes welche immer sein."

Diese Bestimmung konnte bei der kurzen Incubationszeit der Cholera keine Gefahr mit sich bringen, da angenommen werden konnte, dass ein aus einem verseuchten Lande, etwa Indien, kommendes Schiff mindestens fünf Tage, die als durchschnittliche angenommene Incubationszeit der Cholera, am Wege sein müsse.

Nachdem aber die Incubationsperiode für die Pest höher beziffert wurde, so musste ein vorsichtiges Reglement diese Bestimmung verschärfen und feststellen, dass zwischen dem Momente der Abreise vom letzten inficirten Hafen und der Ankunft im Hafen des Rothen Meeres (also etwa Suez) mindestens zehn Tage verstrichen sein müssen und dass ausserdem die locale Sanitätsbehörde dort gewisse Verfügungen treffen kann (ärztliche Untersuchung, Desinfection der schmutzigen Wäsche, Entleerung des Kiel- und Erneuerung des Trinkwassers). Für Schiffe mit Arzt und Desinfectionsapparat an Bord braucht keine Desinfection vor dem Transit en quarantaine bestimmt zu werden.

Als Erleichterung wurde auch zugegeben, dass gewöhnliche (nicht Pilger-) Schiffe den Suezcanal in Quarantäne passiren und in das Mittelmeer eintreten dürfen, indem sie dort die Observation von zehn Tagen vollenden.

Für die verdächtigen Schiffe wurden Verschärfungen der Desinfection, sowie die Bestimmung stipulirt, dass sie erst Libera pratica erhalten, wenn 14 Tage seit dem letzten Pestfalle verflossen sind.

Auch die Bestimmungen in Bezug auf den Transit en quarantaine durch den Suezcanal sind im Wesentlichen für die Pest die gleichen geblieben, wie für die Cholera. Ein be-

---

[57] Der genaue Text kann in den Protokollen der Conferenz sanitaire internationale de Venise vom Jahre 1897, sowie in der Hyg. Rundschau 1897, Nr. 15, eingesehen werden.

sonderes Augenmerk wurde blos auf den Umstand gelenkt, dass sich im Laufe der Zeit ein namentlich für Egypten bedenklicher Abusus eingebürgert hat, welcher darin besteht, dass die Schiffscapitäne in Suez Aushilfsheizer oder andere Personen aufnehmen, die dann im Verlaufe der Fahrt, aber noch vor dem Eintritte in das Mittelmeer, wieder abgesetzt werden, indessen aber am Schiffe inficirt worden sein konnten.

Eigene Zusatzfragen zum Arraisonnement sollten dieser Eventualität vorbeugen. [58])

XV.

Wenn das Reglement für das Rothe Meer und den Suezcanal bei der Pestconferenz der Convention der ersten Venediger Conferenz nachgebildet war, so lieferte die Convention von Paris des Jahres 1894 das Substrat zum Reglemente für den persischen Golf, obgleich jene blos für den Pilgerverkehr bestimmt war und diesmal auch die gewöhnlichen Passagier- und Waarenschiffe in Betracht gezogen werden mussten.

In der That ist der persische Golf einer der geeignetsten Punkte für die Uebertragung einer aus Indien drohenden Seuche. An ihm liegt eine Reihe von sehr frequentirten Handelsplätzen (Bender-Abbas, Bouchir, Bassorah am Ausflusse des Tigris); ein Theil der indischen Pilgerschiffe wendet sich auch gegen seine Häfen, um von dort die heiligen Stätten der Mohamedaner aufzusuchen, hiezu kommen noch die Schiffe, welche die Cadaver der Schiiten, also ganz besonders gefährliche Infectionsträger, zu ihren Begräbnissplätzen bringen. [59])

Bei verschiedenen Choleraepidemien, und zwar in den Jahren 1874, 1877, 1889, 1890 und 1891, war auch thatsächlich die Seuche von der Küste des Golfes aus gegen Syrien, das türkische und russische Gebiet zu gedrungen.

Mit Rücksicht auf diese Verhältnisse glaubte die Pestconferenz von Venedig nicht umhin zu können, die für die Pilgerschiffe von der Pariser Conferenz aufgestellten Normen auch für die gewöhnlichen Schiffe im Falle der Pest zu über-

---

[58]) Protokolle der Venediger Conferenz vom Jahre 1897, S. 353.

[59]) Dr. Karlinski machte im Verlaufe der Verhandlungen auf noch einen wichtigen Punkt aufmerksam, d. i. auf Koveit, einen Hafen an der türkisch-arabischen Seite des persischen Golfes, von wo aus ein sehr lebhafter Schmuggelhandel mit Pferden und Sclaven der Somalis getrieben wird, welcher sich natürlich der Natur der Sache nach völlig einer jeden, also auch einer sanitären, Controle entzieht.

nehmen und ausserdem noch einige Verschärfungen einzuführen.

Selbstredend wurde der längeren Incubationszeit Rechnung getragen.

Gegenüber dem Cholerareglement (S. Seite 171) traten folgende Modificationen ein:

Dort heisst es:

Ein Schiff wird als inficirt betrachtet, wenn es Cholera an Bord hat oder neue Cholerafälle in den letzten sieben Tagen zu verzeichnen hatte.

Hier:

„Ein Schiff wird als inficirt betrachtet, wenn es Pest an Bord hat oder einen oder mehrere Fälle in den letzten zwölf Tagen zu verzeichnen hatte."

Es wurde ausserdem eine umfangreichere Desinfection für inficirte und verdächtige Schiffe in Aussicht genommen.

Während ferner die Pariser Convention die fünftägige Observation für verdächtige und unverseuchte Schiffe als facultativ hinstellt (il est recommandé de soumettre les passagers et l'équipape a une observation etc.) erklärt die zweite Venediger Conferenz dieselbe für obligatorisch (les passagers sont soumis und ces navires doivent toutefois avoir complétés ou compléter 10 jours pleins).

Natürlich wurden für die Pilgerschiffe strengere Normen geschaffen und eine gründliche Umgestaltung der sehr reformbedürftigen unter der Aufsicht des Constantinopeler Sanitätsconseils stehenden sanitären Stationen des persischen Golfes, vor Allem die Creirung zweier Etablissements, eines im Ormuzd am Eingange des persischen Golfes und ein anderes in Bassorah an der Mündung des Chat-el-Arab, beschlossen.

XVI.

Der Venediger Conferenz kann die Anerkennung nicht versagt werden, dass sie die internationale Sanitätsgesetzgebung auch in Bezug auf die Quarantänefrage um ein Beträchtliches vorwärts gebracht hat.

Es entsteht indessen die Frage, ob sie nicht unter dem Drucke, ja fast unter dem Terrorismus der modernen antiquarantänistischen Strömung in der thunlichsten Eindämmung aller Regungen, welche für die Quarantänen im alten ursprünglichen Sinne des Wortes sprachen, zu weit gegangen ist.

Zunächst muss der Widerspruch auffallen, welcher in der verschiedenen Behandlung der Land- und der Seequarantänen zum Vorscheine kommt.

Erstere wurden total verurtheilt, letztere wenigstens für die Gegenden ausserhalb Europas, insbesondere das Rothe Meer und den persischen Golf für die inficirten und verdächtigen, ja sogar bei Fällen einer kürzeren Ueberfahrt für die unverdächtigen Schiffe concedirt.

Man muss sich fragen, ob die Momente, welche bestimmten, z. B. für Passagiere von Schiffen, die von Bombay kommend, einen Hafen des persischen Golfes, sagen wir Bouchir oder Bendar-Abbas, anlaufen wollen, eine Observation bis zum Ablaufe der Incubationsfrist der Pest zu fixiren, für die Reisenden, welche Indien am Landwege verlassen, etwa an der persisch-afghanischen Grenze oder an einer Karawanenstrasse nicht Geltung haben.

Gewiss ist die für Landwege decretirte Maassregel, überall Dampf- und Desinfections-Apparate an den Landstrassen, längs den Eisenbahnstrecken u. s. w. anzubringen, eine für die Assanirung und Unschädlichmachung von Menschen und Effecten höchst zweckmässige und bedeutungsvolle. Namentlich in Bezug auf leblose Gegenstände ist ja die Desinfection, vorausgesetzt, dass sie in wirklich gründlicher und zweckentsprechender Weise geschieht, das souveräne Verfahren und durch die Effecten der Reisenden wurden erwiesenermaassen bisher die meisten Epidemien übertragen. Ob aber der Reisende selbst nach peinlichster Desinfection ruhig seinem Schicksale überlassen werden darf und soll, muss noch als sehr zweifelhaft bezeichnet werden.

Die gründlichste Waschung, das sorgsamste Bespritzen mit Sublimat wird den in ihm schlummernden Pestkeim, der ja zu seiner Entwicklung vieler Tage bedarf, nicht vernichten und so kann der Mensch, welcher anscheinend ganz gesund, die Grenzen eines Landes überschritten hat, noch immer die Quelle eines Seuchenherdes werden. Von einer „Surveillance" in Ländern Centralasiens oder der arabischen Wüste zu sprechen, fiel auch Keinem der Conferenzmitglieder ein und so bleibt hier eine Lücke der Sanitätsprophylaxe stehen, welche durch die modernen Erfahrungen nicht gerechtfertigt erscheint.

Denn es kann ruhig behauptet werden, dass eine wirklich maassgebende Basis zur Beurtheilung der Landquarantänen im Oriente unter verbesserten Verhältnissen bisher nicht vorliegt. Das Verdammungsurtheil, welches sehr verlässliche Kenner der asiatischen Landquarantänen über dieselben abgaben, gründet sich blos auf den Erfahrungen der älteren Zeit, wo das Princip der letzten Conferenzen, die Isolirung der zu Quarantänirenden in möglichst kleinen Gruppen und eine ausreichende Desinfection noch nicht aufgestellt und daher bei dem häufigen und nahen Contacte so vieler Reisenden Infectionen in den Quarantänestationen unvermeidbar waren und damit der Vorwurf einer Brutstätte der Seuche für die Etablissements als gerechtfertigt erschien. Man muss aber begründete Zweifel hegen, ob diese Consequenz bei einer exacten Durchführung der besagten Reformen eintreten müsste.

Es ist wohl wahrscheinlich, dass das Verdict der citirten Gegner der Landquarantänen viel weniger ihren Erfahrungen über die Quarantänen, als ihrer Kenntniss des Orientes entspringt. In der That ist ja eine resignirte Auffassung am Platze, wenn es sich um die Erwartung von systematisch und consequent durchgeführten Maassregeln im Oriente handelt, es ist aber die Frage gerechtfertigt, ob diese Skepsis nicht für die Schiffsquarantänen im Rothen Meere und dem persischen Golfe ebenso giltig ist? Oder sind die Verhältnisse in den dortigen Stationen: Camaran, Ormuzd, den Mosesquellen u. s. w. nicht derartige, dass sie selbst im centralsten Asien nicht ärger sein könnten? Ich will nicht an die schauderhaften Schilderungen erinnern, welche der letzten Venediger Conferenz in Bezug auf einzelne derartige „sanitäre" Etablissements, welche ihr Epitheton durchaus nicht verdienen, vorlagen und welche erwiesen, dass eine wesentliche Aenderung gegenüber den Vorjahren nicht aufgetreten war. Man sollte aber glauben, dass unter dem Hochdrucke der drohenden Seuche, bei dem einmüthigen Wunsche nach sanitären Reformen, eine entsprechende Führung und Beaufsichtigung sowohl der für die Cholera, als auch der für die Pestgefahr bestimmten Etablissements eintreten hätte sollen. Leider ist aber diese durchaus berechtigte Erwartung nicht erfüllt worden. So sind beispielsweise in El-Tor, der Quarantänestation für die von Djeddah kommenden und nach dem Norden reisenden Pilger, wo noch die relativ günstigsten Zustände zu herrschen scheinen, die Dampfdesinfections-Apparate völlig unzureichend. Man nahm von der Desinfection der Pilgereffecten überhaupt Abstand, so dass die Quarantänen dort den Eindruck nicht so sehr einer hygienischen, als einer finanziellen Maassregel machte, da jeder Pilger beim Eintritte 26 Piaster erlegen musste. [60]) Noch viel haarsträubender scheinen die Zustände in der neucreirten Sanitätsstation von Bassorah, der so wichtigen Handelsstadt an der Mündung des Chat-el-Arab (des Zusammenflusses des Euphrat und Tigris in den persischen Golf) zu sein. Wer sich der Discussionen der letzten Venediger Conferenz erinnert, welche gerade in Bezug auf die Errichtung und Installation der Sanitätetablissements im persischen Golfe von ganz besonderer Gründlichkeit und Sachlichkeit waren, wird es als einen Hohn auf jeden Versuch internationaler sanitärer Gesetzgebung im Oriente betrachten müssen, wenn er von der Durchführung der angeordneten Maassregeln hört und liest. Die Redaction der Semaine médicale hatte einen eigenen Berichterstatter nach Bassorah entsendet, welcher sich von der Art und Weise, wie in Bassorah vorgegangen wird, überzeugen sollte. Das was dieser Berichterstatter nach seinen eigenen Wahrnehmungen mittheilen konnte, [61]) klingt nun allerdings nicht sehr erbaulich. Die für die Quarantänepflichtigen bestimmte Baracke enthält nur fünf Zimmer für je fünf bis sechs Menschen. Die Räume sind nicht möblirt; die in Quarantäne befindlichen Insassen müssen sich einen Koch miethen, wenn sie nicht Hungers sterben wollen, denn eine Cantine besteht dort nicht. Zwischen dem Küchenpersonale, den sonstigen Bewohnern der Stadt Bassorah selbst und den „quarantänirten" Reisenden, welche unter der Aufsicht eines e i n z i g e n Wächters stehen, besteht natürlich ein recht lebhafter Verkehr. Die Wäsche der Reisenden wird stets in die Stadt gebracht, um dort gereinigt zu werden. Die Desinfectionsapparate functioniren nicht, die Beamten der Sanitätsstation vermitteln selbst den Verkehr in der Stadt, treiben Tauschhandel zwischen den beiden Parteien u. s. f.

Man wird wohl nicht fehl gehen, wenn man aus einem Beispiele auf alle anderen schliesst und sich danach der Ueberzeugung hingibt, dass in Landquarantänen auch nichts Aergeres vorkommen könnte, als in den neucreirten oder reformirten Sanitätsstationen der asiatischen Südküsten.

---

[60]) Diese Mittheilung schöpfe ich aus dem ämtlichen Berichte des Districtsarztes der bosnisch-herzegowinaischen Landesverwaltung Dr. H i l d e s, welcher beauftragt war, die bosnischen Pilger im Vorjahre nach der Heimat zurückzubegleiten.

[61]) Semaine médicale vom 31. October 1897. Hygienische Rundschau 1898, Nr. 1.

XVII.

Es ist in diesen Zeilen zunächst darum zu thun, aus den Beschlüssen der Venediger Conferenz das für die Theorie der Quarantänen Wesentlichste herauszuziehen. Utilistische und nicht wissenschaftliche Ueberzeugungen sind es, welche die sanitären Conventionen dictiren. Der Beschluss, auch in den Wüsten und Steppen Arabiens, Persiens und der übrigen asiatischen Länder Quarantänen als absolut unzulässig hinzustellen, muss vor Allem als aus einem nicht so sehr wissenschaftlichen, als opportunistischen Imperative entsprungen, erklärt werden. Die internationale Gesundheitspflege als Wissenschaft wird sich aber mit der bedingungslosen Verdammung der Landquarantänen, wenn sie auch für die Culturstaaten Europas undurchführbar sind, für die Ländergebiete ausserhalb Europas nicht einverstanden erklären, sondern zugeben müssen, dass in jenen Gegenden, wo eine Surveillance der über die Landesgrenzen gelangten Individuen ein Ding der Unmöglichkeit ist, die Etablirung von Landquarantänen, eventuell unter gleichzeitiger Absperrung der übrigen Grenztheile, mit sinn- und sachgemässer Desinfection und bei möglichster Isolirung einzelner Gruppen der Reisenden von wohlthätiger Wirkung werden kann. Die leisen Concessionen, welche selbst für die Ausführbarkeit der Quarantänen in Europa, in den Discussionen der letzten Venediger Conferenz zu verspüren waren, lassen erwarten, dass die absolute Negation des Werthes der Landquarantänen von einer späteren Zeit auf das richtige Maass zurückgeführt werden wird. Jede schlecht ausgeführte Maassregel muss eine natürliche Reaction hervorrufen und die Uebertreibung dieser führt wieder zu Gegenreaction. So können wir annehmen, dass das Losungswort der nächsten Zukunft in dieser Frage lauten wird: Auch Landquarantänen sind mit Desinfection und weitgehendster Isolirung der einzelnen Personen für die Länder ausserhalb Europas zweckmässig und durchführbar. Praktisch thut ja ohnedies jede Nation bei drohenden Epidemien in ihren Grenzen dasjenige, was sie als das zweckmässigste hält und so ist die Landquarantäne noch durchaus kein überwundener Standpunkt. Um ein Beispiel aus dem äussersten Osten anzuführen, hat sich die stricte Durchführung von Quarantänen in China bei einer jüngst in Singapore herrschenden Choleraepidemie sehr bewährt, so dass nur dadurch Penang vor der

Seuche bewahrt werden konnte [62]) und hat selbst die englische Regierung, welcher man ein besonderes Faible für Quarantänemaassregeln gewiss nicht nachsagen kann, im Drange der schweren Noth nicht anders können, als im November 1897 alle Eisenbahnpassagiere zweiter und dritter Classe, welche aus den Gebieten, in denen die Pest herrscht, in Bombay eintrafen, einer Quarantäne von mindestens sechs Tagen zu unterwerfen. [63]) Das ist eben der Unterschied zwischen Theorie und Praxis.

Bis auf's Messer haben endlich im Vorjahre die Vereinigten Staaten von Nordamerika, deren Verwaltung übrigens stets auf quarantänistischem Boden stand, während des Auftretens einiger kleiner Herde von gelbem Fieber in New-Orleans und einigen anderen Hafenplätzen der Südküste die Quarantänen durchgeführt. Wie ich privaten Mittheilungen entnehme, wurden hier Quarantänemaassregeln, und zwar zu Wasser und zu Land, vorgenommen, welche an Strenge und Rücksichtslosigkeit, aber auch planvoller Consequenz, ihresgleichen suchen. Es wird wohl gleichzeitig berichtet, dass durch sie Handel und Wandel in schärfster Weise geschädigt, dass Hunderte, vielleicht Tausende von Existenzen in Folge der radicalen Absperrungsmaassregeln vernichtet wurden, es verlautet aber nichts, dass durch die Quarantänen selbst eine Uebertragung der Krankeit, also eine directe sanitäre Schädigung erfolgt wäre.

Allerdings muss auch zugegeben werden, dass wenige andere Länder in der Lage wären, Gleiches in Bezug auf Quarantänestationen zu leisten, wie eben die Vereinigten Staaten Nordamerikas. Vier grosse Seequarantänestationen sind dort permanent zur Aufnahme von Passagieren gerüstet. In jedem Etablissement können 1000 Personen gleichzeitig, bei Trennung der Geschlechter, untergebracht, stündlich können je 150 warme Bäder applicirt werden. Wie selbstverständlich, sind ein ausreichendes sanitäres Personal und alle nothwendigen Desinfectionsgeräthe vorhanden. Die Stationen sind mit ausgezeichnetem Trinkwasser in genügender Menge, Nahrungsmitteln für 1000 Personen für zehn Tage,

---

[62]) F. Smith, Cholera in Penang, Lancet, 30. Jänner 1897.

[63]) Telegramme aus Bombay vom 16. November 1897 in den Wiener Tageszeitungen vom 17. November 1897. Wie die deutsche Pestcommission vom 7. Mai mittheilt (Deutsche medicinische Wochenschrift 1897, Nr. 31, Seite 502), wurden schon um diese Zeit in Karachi alle von Cutch Geflohenen acht Tage lang am Lande isolirt und beobachtet.

mit grossen Quais, an welchen die grössten Dampfer anlegen können, mit Magazinen für die Waaren u. s. w. versehen. Unter solchen Umständen können natürlich Quarantänen von nützlichem Effecte werden.

Für die Landquarantänen ist in Nordamerika in ähnlicher Weise vorgesorgt.

Jedenfalls erinnern die Berichte über die Verhältnisse der nordamerikanischen Quarantäne-Etablissements, zusammengehalten mit den Schilderungen der Zustände in einigen zum Schutze Europas bestimmten sanitären Stationen, an die Wahrheit des Spruches: „Si duo faciunt idem, non est idem.“

Das letzte Wort in der Quarantänefrage ist aber wohl noch nicht gesprochen.

XVIII.

Es wird von Interesse sein, zu untersuchen, welche Garantien die von der modernen staatlichen Gesundheitspflege, respective den internationalen Conferenzen als den legalen Vertretern derselben, geschaffenen Ersatzmittel zum Schutze unseres Continentes Schutz bieten.

Einen besonders wichtigen Schritt zum Fortschritte haben vor Allem die Berathungen der letzten zwei internationalen Sanitätsconferenzen, der Pariser vom Jahre 1894 und der Venediger vom Jahre 1897 angebahnt; er resultirt aus der Einsicht und dem Bemühen, die prophylactischen Maassregeln auf die Ursprungsstätten der Seuchen selbst auszudehnen. Bei der Erwägung, wohin diese Ursprungsstätten zu verlegen sind, brach sich immer mehr die Anschauung Bahn, dass die Länder, welche die Sage als die Wiege der Menschheit bezeichnet, auch der Ursprungsherd der grossen Feinde unseres Geschlechtes, Cholera und Pest, sind.

Für die Cholera wurde diese Anschauung in nahezu feierlicher Form bereits bei der Constantinopeler internationalen Sanitätsconferenz fixirt. Die berühmte, unter dem Vorsitze Virchow's im Berliner Reichsgesundheitsamte abgehaltene Choleraconferenz sprach auf Vorschlag Robert Koch's in ihrer ersten These gleichfalls ihre Meinung nach dieser Richtung hin aus und ebenso scharf sagt der Engländer Burdon Sanderson: Every epidemic which reaches Europe has its starting point in the home of some Hindu on the bank of the Ganges. [64]

---

[64] Henri Monod, Le cholera (histoire d'une epidémie). Paris 1892, S. 532.

Wenn die Cholera gewissermaassen als indische Specialität aufgefasst werden muss, so theilt wohl Indien dieses Vorrecht in Bezug auf die Pest mit anderen asiatischen und afrikanischen Ländergebieten. Immerhin herrscht die Beulenpest seit dem Anfange dieses Jahrhunderts in Indien permanent[65]) und scheint leider eine täglich sich steigernde Ausbreitung zu finden.

Wenn nach den Ursachen dieser Erscheinung geforscht wird, so kann man sich nicht dem Eindrucke entziehen, dass diese vor Allem in dem traurigen hygienischen Zustande Vorderindiens gelegen sind. Die in Britisch-Indien sowohl im Allgemeinen, als auch in Bezug auf die Cholera, von Jahr zu Jahr steigende Mortalitätsziffer steht wohl in krassem Widerspruche zu den so günstig gefärbten Darstellungen der indischen Sanitätsverhältnisse durch die anglo-indischen Delegirten. Es zeigte sich die auffallende Thatsache, dass, währenddem das englische Mutterland weitaus an der Spitze sämmtlicher Nationen in Bezug auf Assanirung voranschreitet, seine grösste Colonie die traurigsten hygienischen Verhältnisse darbietet. Freilich muss zugegeben werden, dass die Schwierigkeiten, welche sich jedem Versuche, das indische Riesenreich in sanitärer Beziehung zu reformiren, entgegenstellen, enorme sind. Sie erwachsen nicht blos aus dem passiven Widerstande der Eingeborenen, welcher theils im Naturelle und theils in den religiösen Satzungen seine Begründung findet, sondern auch aus sonstigen schwer in's Gewicht fallenden Momenten. So ist die Bevölkerung des britischen Indiens nicht in grösseren Centren agglomerirt, sondern vielfach in kleineren Orten zerstreut. Die Präsidentschaft Bombay z. B. zählte im Jahre 1894 19 Millionen Seelen mit 25.206 Ortschaften, eine andere Provinz (the North Westh Provinces and Outh) von 47 Millionen Seelen hatte gar 105.283 Ortschaften. [66])

Dass eine sanitäre Ueberwachung unter diesen Umständen äusserst schwierig ist, kann nicht geleugnet werden. Andererseits wieder wäre es gewiss leichter gewesen, selbst bei diesen Verhältnissen ein anderes Motiv, welches die Disposition zur Seuchenentwicklung gefördert hat, zu beseitigen: die Hungersnoth. Zweifellos hat die Pest blos deshalb in Indien so festen Fuss gefasst, weil sie in der durch Hunger

---

[65]) Protokolle der Confer. sanit. de Venise, S. 317 und 80.
[66]) Nach den Mittheilungen des englischen Generalarztes Cunningham bei der Pariser Conferenz vom Jahre 1894.

und Elend depravirten Bevölkerung einen so äusserst günstigen Nährboden zu ihrer Entwicklung fand. Die Millionen Pfund, welche in jüngster Zeit ein Parlamentsbeschluss dem unglücklichen Lande widmete, hätten vor ein bis zwei Jahren vielleicht noch die Flamme im Keime ersticken können, deren Gluth jetzt das indische Riesenreich zu verzehren droht.

Und selbst die sanitären Zustände der grossen Städte, insbesondere Bombays, müssen im höchsten Grade Erstaunen hervorrufen. Wenigstens klingen die Schilderungen, welche der Vertreter des indischen Gouvernements bei der Venediger Conferenz darüber beibrachte, [67]) nichts weniger als trostvoll. Die fünf- bis sechsstöckigen „Chawls", welche überfüllt ohne Luft und Licht dastehen, keinerlei Canalisation besitzen, erscheinen als wahre Pestbrutstätten. Dass dem thatsächlich so ist, dafür spricht die Thatsache, dass in derselben Vorstadt Kamatipura, wo unter den Einwohnern dieser „Chawls" genannten Massenquartiere die Pest wüthete, eine in von je einer Familie bewohnten Hütten untergebrachte Colonie seuchenfrei blieb. Ebenso traten in den Matrosenherbergen, selbst in jenen, welche in den exponirtesten Theilen der Stadt lagen, keinerlei Pestfälle auf.

Wie heilsam die Durchführung entsprechender hygienischer Maassregeln werden kann, zeigt ein von Cleghorn angeführtes Beispiel: Die Pest war in einem ungefähr drei Meilen von Bombay gelegenen Städtchen, namens Worlee, mit grosser Vehemenz ausgebrochen. Die Sterblichkeit war eine enorme, doch verweigerte die hauptsächlich aus Fischern bestehende Bevölkerung durch lange Zeit die für sie in der Nähe der Stadt errichteten Hütten zu beziehen. Erst als 300 der Einwohner bestimmt wurden, dies mit Sack und Pack zu thun, hörte die Krankheit unter ihnen vollkommen auf.

Wenn auch zweifellos Manches zur Assanirung Indiens geschehen ist, so scheint doch, dass die indischen Behörden diese Erfahrungen weniger als Fingerzeig zum Ergreifen weitgehender oder ausreichender sanitärer Reformen, als zum Aufstellen der Theorie benützen, dass die Pest keine contagiöse, sondern eine dem Boden inhärirende miasmatische, aus localen Momenten entspringende Krankheit ist.

---

[67]) Mémoire, redigirt vom Generalchirurgen Cleghorn, vorgelegt in der Sitzung der Venediger Conferenz vom 22. Februar 1897.

Es musste eigenthümlich berühren, diese Theorie bei der Venediger Conferenz, welche sozusagen unter dem Zeichen des eben entdeckten Pestbacillus tagte, von Seiten der englischen Delegirten propagiren zu hören. Dass ihre Anerkennung für die ganze Prophylaxe gefährlich werden würde und jede weitere Action illusorisch machen müsste, braucht wohl hier nicht des Näheren erörtert zu werden.

Erklärlich bleibt aber bei diesem Unstande der passive Widerstand, welchen die englischen, respective indischen Verwaltungsbehörden allen Vorschlägen zur Inhibirung der Abreise pestkranker oder pestverdächtiger oder noch nicht die Incubationszeit der Krankheit überstanden habender Individuen entgegengestellt.

XIX.

Wenn man vom Standpunkte ausgeht, dass die Pest eine locale Seuche ist, so ist es allerdings nur consequent, die Uebertragungsmöglichkeit der Krankheit durch Personen oder Effecten in andere Gebiete zu leugnen.

Da indessen die anderen Nationen in ihrer überwiegenden Mehrzahl von der Thatsache der contagionistischen Verbreitungsweise sowohl der Pest, als auch der Cholera durchdrungen sind, und auch eingesehen werden muss, dass eine Vertilgung dieser Seuchen in ihren Ausgangspunkten noch für lange Zeit keine Aussicht auf Realisirung darbietet, mussten ihre Vertreter auf den internationalen Conferenzen darauf bedacht sein, möglichst nahe den Ursprungsstätten den Hebel der wirksamen Prophylaxe anzusetzen.

Aus diesem Bestreben heraus bildete sich die Idee der Quarantänen in den Ausgangspunkten der pestverdächtigen Reisenden. Schon die erste Venediger Choleraconferenz vom Jahre 1892 hatte sich mit der sehr naheliegenden Indication befasst, die Seuchen in ihrem Ursprungsorte zu packen und darauf zu dringen, dass bereits bei der Einschiffung choleraverdächtiger Reisender entsprechende Vorsichtsmaassregeln ergriffen werden. Es kam indessen damals blos zu einer zahmen Recommandation ohne bindenden Charakter, welche sich dahin aussprach, dass die Schiffscapitäne in den Ausgangshäfen gewisse hygienische Vorkehrungen treffen sollen, dass choleraverdächtigen Personen die Einschiffung verboten werde, dass die von Cholerakranken beschmutzte Wäsche, sowie verdächtige Effecten ferngehalten, dass diese Schiffe gereinigt und mit reinem Trinkwasser versehen werden u. s. w.

Ein für unsere Frage bemerkenswerther und allerdings nicht ohne Widerstand Mr. Lowther's, des Delegirten Englands, aufgestellter Zusatz, nahm nun auf gewisse ausnehmend gefährliche Gruppen von Reisenden besonderen Bedacht und bestimmte für diese Folgendes:

„Wenn ein Schiff Auswanderer oder Truppen zu transportiren hat, so ist es wünschenswerth, dass deren Einschiffung erst geschehe, nachdem sie gruppenweise durch fünf bis sechs Tage einer Beobachtung (Observation) unterworfen wurden behufs Vergewisserung, dass keiner von ihnen an Cholera erkrankt sei."

Es ist mehr als fraglich, ob diese Recommandation der ersten Venediger Conferenz je in einem anglo-indischen Hafen zur praktischen Ausführung kam. Jedenfalls musste aber die Pariser Conferenz, welche sich mit einer hygienisch ganz besonders gefährlichen Gruppe von Reisenden, den Pilgern, vornehmlich beschäftigte, einen weiteren Ausbau des in der eben citirten Bestimmung enthaltenen Principes sich angelegen sein lassen und wir haben demnach auf der Pariser Conferenz eine sehr bedeutungsvolle diesbezügliche Discussion zu verzeichnen.

Proust machte bereits in seinem der Conferenz vorgelegten Programme ausser sonstigen in den indischen und ostasiatischen Häfen vorzunehmenden Maassregeln, wie Desinfection der Effecten, ärztliche Untersuchung und Zurückhaltung erkrankter und verdächtiger Reisender, folgende speciell für Pilger bestimmte Vorschläge:

1. Alle Pilger sollten vor ihrer Einschiffung einer fünftägigen Beobachtung unterzogen werden.

2. An Bord aller Pilgerschiffe sollte ein Arzt, ein Dampfdesinfections - Apparat und eine genügende Menge brauchbaren, vor Beschmutzung geschützten Trinkwassers vorhanden sein.

3. Nur genügend mit Geldmitteln versehene Pilger sollten zur Pilgerfahrt zugelassen werden.

Indem wir die beiden letzten Punkte, welche zweifellos hygienisch sehr bedeutsame Desiderata vertreten, als dem eigenthümlichen Thema unserer Erörterungen ferneliegend, vorläufig ausser Acht lassen, wollen wir auf das Schicksal des Vorschlages, alle Pilger vor ihrer Einschiffung einer fünftägigen Observation — also einer regelrechten präparatorischen Quarantäne — zu unterziehen, näher eingehen.

Zunächst wurde ziemlich unbestritten beschlossen, dass alle Pilger noch vor ihrer Einschiffung zu Lande bei Tageslicht von einem Arzte einer genauen Untersuchung unterzogen werden müssen. Mit welchem Misstrauen aber dieser Vorschlag aufgenommen wurde, erhellt daraus, dass ein Amendement direct verlangte, dass diese Maassregel nur für Pilgerschiffe und nicht für die gewöhnlichen Personendampfer gelten dürfe. [68])

Gegen die quarantänäre Beobachtung der Pilger vor ihrer Einschiffung sprach sich indessen der damalige Chef des indischen Sanitätsamtes Cunningham mit grosser Entschiedenheit aus. [69]) Eine solche sei speciell in Bombay absolut nicht durchführbar. Diese Stadt, auf einer schmalen Halbinsel gelegen, biete in ihrem Inneren nicht genügendes Terrain, um dort die zu Quarantänen erforderlichen Etablissements zu construiren und ausserhalb der Stadt könnten solche nicht errichtet werden, da dies für die Reisevorbereitungen der Pilger bedeutende Unbequemlichkeiten verursachen würde. Die ganzen Maassnahmen würden übrigens bei der muhamedanischen Bevölkerung grosse Unzufriedenheit hervorrufen und dadurch, ganz abgesehen von den Kosten, zu administrativen Complicationen führen, denen sich die indische Verwaltung nicht aussetzen kann. Nach Cunningham's Ansicht wäre übrigens die präventive Beobachtungsquarantäne eine an und für sich nicht anzurathende Maassregel, da sie eher imstande ist, die Cholera zu propagiren, als zu verhindern. Die meisten Pilger kommen von gesunden Gegenden Indiens und es wäre ihnen nur in dem choleraverseuchten Bombay Gelegenheit gegeben, die Krankheit zu acquiriren, im Incubationsstadium auf die Schiffe zu bringen und so weiter zu verbreiten. Man müsse sich daher vor Allem bemühen, die Pilger je eher von Bombay wegzubringen und sie nicht einer Infection dort auszusetzen.

Proust erwiderte hierauf, es sei selbstverständlich, dass eine quarantänäre Beobachtung ohne ausreichende Isolirung nicht wünschenswerth sei und eher schädlich werden könne, betonte aber nachdrücklich den Werth einer solchen und gab nicht zu, dass die muhamedanischen Pilger durch eine mehrtägige Zurückhaltung in Bombay in ihren religiösen

---

[68]) Protokolle der Sanitätsconferenz von Paris des Jahres 1894, Seite 258.

[69]) Ibidem, S. 278.

Gefühlen mehr verletzt werden können, als etwa durch die langwierigen Quarantänen auf ottomanischem Territorium, z. B. in Camaran, vor ihrem Eintreffen in Djeddah.

Ein Mitglied der Conferenz und zwar der Delegirte Nordamerikas Shakespeare demonstrirte übrigens an der Hand einer von der britischen Admiralität angefertigten Karte des Hafens von Bombay, dass es vollkommen leicht möglich sei, auf den Hügeln in der Umgegend Bombays Observationsstationen zu errichten, die alle Bedingungen der Isolirmöglichkeit erfüllen würden.

Wenn auch dieses Argument auf die nicht anglo-indischen Mitglieder der Conferenz einen gewaltigen Eindruck machte, so waren die Anschauungen derselben dennoch über die principielle Zweckmässigkeit der präventiven Quarantänen in inficirten Ausgangshäfen der Pilger getheilt.

Es lagen eben einige Erfahrungen auf dem den Pilgern analogen Gebiete der Auswanderer vor, welche eine gewisse Berechtigung zum Zweifel an der Opportunität einer präventiven Detention aufkommen liessen.

Pagliani, der Delegirte Italiens, berichtete, dass während der Cholera-Epidemie des Jahres 1893 in Neapel Auswanderer für die nach Südamerika bestimmten Schiffe einer mehrtägigen Quarantäne auf Verlangen der Behörden jener Staaten, wohin die Auswanderer zu reisen beabsichtigten, unterzogen wurden. Diese Maassregel hatte nach der Ansicht Pagliani's die schlechtesten Früchte getragen.

Denn alle diese vier Schiffe mussten, von den Häfen Südamerikas zurückgestossen, zur italienischen Sanitätsstation Asinara zurückgebracht werden, weil Cholera auf ihnen zum Ausbruche gekommen war. Sie hatten sämmtlich je 1300 bis 1400 Personen an Bord gehabt und verloren von diesen mehrere Hunderte. Das Beachtenswerthe an diesem Falle ist, dass sich die Krankheit ihre Opfer unter den aus völlig gesunden Gegenden kommenden Auswanderern suchte, während das Schiffspersonale verschont blieb. Dies beweist, nach Pagliani, dass der Krankheitskeim unter die Auswanderer durch diese selbst eingeschleppt wurde und zwar dass er, nachdem die Epidemie zwei Tage nach der Einschiffung an Bord ausgebrochen war, aus der im inficirten Neapel zugebrachten Observationszeit herstammen müsse. Die Maassnahmen, in Folge welcher Auswanderer oder Pilger aus prophylactischen Gründen in einem inficirten Hafen verweilen müssen, sind demnach eher gefährlich, als von Vortheil.

Mit vollem Rechte musste P a g l i a n i noch während der Tagung der Conferenz eine Kritik seiner Mittheilungen über sich ergehen lassen. Er selbst hatte zugegeben, dass eine ausreichende Desinfection der Effecten der Auswanderer nicht vorgenommen worden war und dass die eben zugereisten Auswanderer freien Zutritt zu der inficirten Stadt und ihren Bewohnern hatten. Dass unter solchen Umständen die Zurückhaltung der Reisenden „en quarantaine" üble Consequenzen haben mussten, ist leicht erklärlich.

Dass aber diese Maassregel, correct durchgeführt, von wohlthätigster Wirkung werden kann, beweist ein Beispiel, welches sich auf dieselbe von P a g l i a n i erwähnte Epidemie bezog und über welches der Vertreter Nordamerikas S h a k e s - p e a r e zu berichten in der Lage war. [70]

Fast zur selben Zeit, als die vier von P a g l i a n i besprochenen Schiffe in Südamerika anlangten, kamen auch mehrere Auswandererschiffe von Neapel nach New-York, ohne dass Cholera auf ihnen ausgebrochen wäre. Es war aber zum Unterschiede von den ersterwähnten Schiffen auf ihnen eine ernsthafte Isolirung der Reisenden gegenüber der inficirten Stadt, sowie eine gründliche Desinfection vorgenommen worden und zwar, was wohl am wichtigsten ist, unter der Aufsicht eines eigens ad hoc delegirten amerikanischen Arztes.

Es kommt also auch bei dieser Maassregel darauf an, wie sie durchgeführt wird. [71]

---

[70] Protok. der Conf. sanit. de Paris, S. 282.

[71] Es ist vielleicht gestattet und nicht ohne Interesse, auf ein dem Schreiber dieser Zeilen naheliegendes Beispiel hinzuweisen, welches die Nützlichkeit der quarantänären Detention gefährlicher Individuen vor ihrer Zerstreuung in allerdings kleineren Verhältnissen zu zeigen imstande ist: Im Jahre 1893 war im Inneren Bosniens und zwar im Bezirke Jajce unter Bahnarbeitern die Cholera (offenbar aus Ungarn importirt) ausgebrochen. Die Gefahr einer Verschleppung war eine sehr grosse, da theils in Folge der Panik, theils in Folge von Reductionen des Arbeiterstandes grössere Massen der Arbeiter ihren Heimweg antraten. Es wurde damals von Seiten der bosnischen Landesverwaltung den Arbeitern jener Gruppen, innerhalb welcher noch keine verdächtigen Erkrankungen vorgekommen waren, die Heimreise ohneweiters gestattet, dagegen wurden Arbeiter aus bereits verseuchten Gruppen erst nach fünftägiger Observirung, gerechnet vom letzten Erkrankungsfalle, zur Heimreise zugelassen. Zweifellos geschah durch diese Verfügung, deren Durchführung auf keine nennenswerthen Schwierigkeiten stiess, die Verhinderung der Weiterverschleppung der Seuche. (Die Cholera in Bosnien im Jahre 1893, herausgegeben vom bosnischen Bureau des gemeinsamen Reichs-Finanz-Ministeriums, Wien, 1895.)

Ich muss mir leider versagen, hier auf noch weitere Stellen aus der für die ganze Quarantänefrage bedeutungsvollen Discussion einzugehen und nur noch erwähnen, dass aus dem Widerstreite der differirenden Anschauungen und Interessen schliesslich auf Vorschlag H a n n o t a u x', des gegenwärtigen Ministers des Auessern und damaligen Delegirten Frankreichs, folgende Resolution geboren wurde: [72])

Wenn in einem Hafen Cholerafälle vorkommen, kann die Einschiffung auf Pilgerschiffen nur geschehen, nachdem die Reisenden gruppenweise durch fünf Tage einer Beobachtung unterzogen wurden, welche die Versicherung verschaffte, dass keiner von ihnen an Cholera erkrankt sei.

Es ist selbstverständlich, dass jede Regierung bei Ausführung dieser Maassregel den Umständen und localen Möglichkeiten Rechnung tragen könne.

Mit der zweiten Alinea war wohl gründlich Wasser in den Wein der ersten gegossen worden und war es vorauszusehen, dass der englische Delegirte im Namen des indischen Gouvernements erklären werde, dieselbe betrachte die Umstände und localen Möglichkeiten in allen Häfen des britischen Indiens als derartige, dass es seiner Meinung nach gefährlicher sei, Pilger dort durch mehrere Tage zurückzuhalten, als sie abdampfen zu lassen.

Eine grosse Wirkung auf diejenige Stelle, welche am intensivsten bei der Frage in Betracht kommt, die indischen Häfen und speciell Bombay, konnte demnach von dieser Resolution nicht erwartet werden.

In der That verlautet nichts von Seiten von Augenzeugen über die Durchführung dieser Maassregeln im anglo-indischen Gebiete.

Die radicalste Maassregel, welche den Export von Krankheiten durch die Pilger am allerwirksamsten bekämpfen würde, wäre das absolute Verbot, aus verseuchten Gegenden Pilger abgehen zu lassen. Damit wären mit einem Schlage alle Bestimmungen, welche den Pilgern besondere Quarantänevorschriften vorschreiben, überflüssig und das permanent über dem Haupte Europas schwebende Damoklesschwert, dass einmal seine aus dem Hedjaz rückkehrenden muhamedanischen Pilger die Cholera oder die Pest nach der Heimat bringen könnten, beseitigt. England, welches sich bis vor Kurzem auf dem starren Standpunkte befand, dass jede Beschränkung der

---

[72]) Pariser Convention, Annexe I, A, P. 4.

Pilgerfahrt bei seinen muselmanischen Unterthanen undurchführbar sei, hat bei dem Anwachsen der Pestepidemie in
Bombay und angesichts der pilgerfeindlichen Strömung der
letztjährigen Venediger Conferenz ein absolutes Pilgerverbot
für Indien ausgegeben.

Leider kam bei den Venediger Verhandlungen ein aus
dem Schoosse der österreichisch-ungarischen Delegation er-
wachsener diesbezüglicher Antrag mit Rücksicht auf Erwägungen diplomatischer Natur nicht zur eingehenden Besprechung. [78]) Der Antrag ging dahin, dass von Seiten der
Conferenz als bindender internationaler Beschluss ausgesprochen werde, es seien die Pilgerfahrten aus
Ländern, in welchen eine Seuche herrscht, von
vorneherein absolut zu verbieten.

Es ist anzunehmen, dass das religiöse Gefühl der
Muhamedaner durch eine derartige Maassregel, deren Zweckmässigkeit auch von ihnen eingesehen werden muss, nur
wenig verletzt werden würde. Jedenfalls erschiene sie ihnen
einleuchtender, als wenn man ihnen nahelegt, nicht zu den
heiligen Stätten zu pilgern, weil eventuell dort eine Berührung
mit Kranken sie in Gefahr bringen könnte, sich direct oder
ihre Heimat bei der Rückkehr zu inficiren. Der Prophet sagt
übrigens selbst: „Ihr sollt nicht aus einem verseuchten Lande
herausgehen, um nicht scheinen zu lassen, als fliehet Ihr den
Willen Gottes." Er sagt wohl auch: „Ihr sollt es vermeiden,
in ein verseuchtes Land hineinzugehen, um den göttlichen
Willen zu respectiren." Zur Zeit, wo die Pilger abreisen, besteht aber im Hedjaz gewöhnlich noch keine Epidemie, eine
solche bricht eben erst nach der Ankunft der asiatischen
Pilger aus.

Die Prohibition der Pilgerfahrten aus inficirten Ländern
ist eine Maassregel, welche ihrem Geiste nach den modernen
Theorien der Medicin völlig entspricht. Wenn die Unschäd-
lichmachung der Pilgergruppen in Quarantänen u. s. w. der
Antisepsis analog zu betrachten ist, so ist das Ver-
hindern der Abreise derartiger gefährlicher Individuen der
Asepsis gleichzuhalten, jenem Principe, welchem die heutige
Chirurgie ihre grossen Erfolge zu verdanken hat.

---

[78]) Als Autor derselben muss Dr. Hagel bezeichnet werden, welcher
schon vor dem Zusammentritte der Conferenz im Constantinopeler Sanitäts-
conseil den Antrag stellte, es sei die indische Regierung aufzufordern, zu
Zeiten des Herrschens einer Pestepidemie in Bombay dort die Abfahrt von
Pilgern nach dem Hedjaz zu verbieten.

Der Gedanke des Pilgerabfahrverbotes für die Länder, in welchen Pest und Cholera herrschen, pocht dringend an die Pforten der nächsten internationalen Conferenz und muss jedenfalls als einer der wichtigsten Punkte auf das Programm derselben gesetzt werden. [74])

Die Venediger Pestconferenz beschäftigte sich, getreu ihrer Tendenz, ihre Fürsorge möglichst weit zurück in die Ursprungsstätte der Seuche zu verlegen, auch mit den Maassnahmen, welche in Häfen vor der Einschiffung der Reisenden ergriffen werden müssen.

Sie beschloss danach in sehr dankenswerther Weise, dass die obligatorische, individuelle, bei Tag unmittelbar bei der Einschiffung vorzunehmende Untersuchung für alle in einem verseuchten Hafen sich einschiffenden Passagiere und nicht blos für Pilger gelte und dass ebenso die Desinfection eines jeden Schiffes vor seiner Abfahrt erfolgen müsse.

Zurückhaltender verhielt sich indessen die Conferenz bezüglich der eigentlichen Quarantänirungsfrage von Pilgerschiffen.

Brouardel schlug allerdings vor, dass die Stipulation der Choleraconferenz einfach mit der durch die Incubationszeit der Pest gegebenen Verlängerung auf zehn Tage auch für die Pest angenommen werde, die Conferenz wählte aber eine viel vagere Fassung und bestimmte, dass

„die Einschiffung auf Pilgerschiffen in Pesthäfen erst erfolgen kann, nachdem die Pilger gruppenweise einer Beobachtung unterzogen wurden, welche bewies, dass keiner derselben von Pest ergriffen ist.

---

[74]) Von Interesse ist es, dass ein muhamedanischer Arzt, Dr. Salih Soubhy, in einer dem VIII. Congresse für Hygiene und Demographie zu Budapest des Jahres 1894 vorgelegten Arbeit einen Vorschlag ähnlichen Sinnes gemacht hat. Er mag hier wegen seiner Originalität wiedergegeben werden und geht dahin, dass die Pilgerfahrt der Jahre mit ungerader Ziffer (also 1893, 1895, 1897 1899) u. s. w. den Einwohnern der Seuchenländer, also Indien, Ostasien etc. reservirt bleibe, während die Nordländer, also die Türken, Syrier, Egypter, Bosnier etc., unter welchen weder Pest, noch Cholera endemisch herrscht, in den Jahren mit gerader Ziffer (1894, 1896, 1898 etc.) nach dem Hedjaz pilgern würden. Die Realisirbarkeit dieser Idee, welche gleichfalls von der Tendenz ausgeht, den Contact zwischen Pilgern aus gesunden und verseuchten Ländern möglichst zu vermeiden, muss allerdings aus verschiedenen Gründen bezweifelt werden.

Die Dehnbarkeit. dieser letzteren Bestimmung lässt der Willkür Thür und Thor offen und macht eigentlich den Werth der ursprünglichen Verfügung illusorisch.

Wir können demnach behaupten, dass wohl bei Ausführung der durch die internationalen Conventionen, insbesondere aber der durch die Venediger Conferenz vom Jahre 1897 codificirten, die Einschiffung von bereits an Cholera oder Pest erkrankten Individuen verhindert werden kann, dass aber damit nicht genügende Maassnahmen getroffen sind, dass Personen, welche den Krankheitskeim im Incubationsstadium, ohne manifeste Symptome zu zeigen, in sich tragen, eingeschifft werden und dass so eine Epidemie sowohl am Bord selbst, als auch in dem Bestimmungsorte der Reisenden importirt werden kann.

XX.

Es erscheint nach dem Vorausgeschickten von Wichtigkeit, zu untersuchen, welche Factoren das in den Conventionen zur Geltung gekommene System zur Bekämpfung einer Seuche in's Feld führt, die erst nach Abgang der Reisenden vom Ausfahrtshafen am Schiffe ausgebrochen war.

Bei eingehendem Studium der auch in dieser Besprechung theilweise angeführten Bestimmungen muss es Jedermann klar werden, dass es ein Organ ist, welchem ganz speciell eine der wichtigsten, ja die ausschlaggebende Rolle in dem durch die Conventionen in's Auge gefassten Organismus zutheil wird, und das ist der S c h i f f s a r z t.

Schon die internationale Sanitätsconferenz von Rom verlangte, dass alle nach dem Oriente verkehrenden Passagierdampfer einen Arzt an Bord haben müssen, welcher von der Regierung, in deren Competenz das Schiff gehört, gewählt wird, nur dieser verantwortlich und von den Schiffsbesitzern unabhängig ist.

Wie wenig diesem Verlangen Rechnung getragen wurde, erfuhr unter Anderen K a r l i n s k i, welcher niemals auf den Pilgerschiffen türkischer, egyptischer, französischer Flagge einen Arzt vorfand. [75]

Es war daher ein geschickter Schachzug P r o u s t's, in seinem der Venediger Conferenz vom Jahre 1892 vorgelegten Programme Schiffen, welche mit Arzt und Desinfectionsapparat versehen sind, so verlockende Begünstigungen zu ge-

---

[75] Bericht des Districtsarztes Dr. K a r l i n s k i an die bosnischherzegowinische Landesregierung vom 19. November 1891.

währen, dass wohl anzunehmen ist, kein Schiffsbesitzer werde das geringe Opfer der Besorgung eines Arztes und Desinfectionsapparates scheuen, um sein Schiff vor der Eventualität sehr ernster Quarantänemaassregeln zu bewahren.

Aus diesem Proust'schen, im Wesentlichen schon zu Venedig im Jahre 1892 adoptirten Vorschlage ging nun die hervorragende Stellung des Schiffsarztes in alle übrigen Conventionen über und zieht sich wie ein rother Faden durch alle späteren international beschlossenen Schiffsreglements.

Den Schiffsärzten obliegt nach diesen Reglements die fortwährende Beobachtung der Reisenden und der Mannschaft behufs rechtzeitiger Erkenntniss eines verdächtigen Krankheitsfalles, sie haben beim Ausbruche eines solchen für die Isolirung, Pflege und Behandlung der Patienten zu sorgen, die Desinfection der beschmutzten Effecten und Schiffstheile vorzunehmen oder zu überwachen und sie sind es, deren ehrenwörtlich oder unter Eid erfolgte Aussage die ganze Behandlung der Schiffe bestimmt.

Wahrlich eine Fülle von Aufgaben und Verantwortung, welche an die Sachkenntniss, die Aufmerksamkeit und Gewissenhaftigkeit, vor Allem aber an den Charakter der als Schiffsärzte fungirenden Mediciner die grössten Anforderungen stellt.

Diese Ansprüche sind schon unter normalen Verhältnissen, wenn die Schiffsärzte unabhängige, von keiner Seite gehemmte Persönlichkeiten wären, ausserordentlich schwer zu erfüllen, sie haben aber unter den thatsächlichen Umständen bei der Art und Weise, wie die Posten der Seeschiffsärzte besetzt werden und bei dem Abhängigkeitsverhältnisse, in welchem sie zu den Capitänen, den Rhedern und den Schifffahrtsgesellschaften stehen, nur in den allerwenigsten Fällen Aussicht auf Realisirung.

Es muss gewiss jeden Angehörigen des ärztlichen Berufes mit Stolz erfüllen, wenn die internationale Gesetzgebung graduirten Aerzten, welche in keinerlei ämtlicher Beziehung zu irgend einem Staate stehen, einfach darauf hin, dass dieselben von einer Universität das Diplom eines Doctors der gesammten Heilkunde erhielten, [76] nicht blos den Schutz

---

[76] Titre III der „Police sanitaire des navires partant dans les ports contaminés" der Convention der Venediger Conferenz vom Jahre 1897 bestimmt: Jedes Schiff, welches Pilger aufnimmt, muss einen regelrecht

von tausend einzig und allein ihrem ärztlichen Wissen und Können überlassenen, aus verseuchten Häfen gelangenden Reisenden anvertraut, sondern auch ihrem Worte in Bausch und Bogen so viel Vertrauen schenkt, dass daraufhin von jeder ernsten quarantänären Behandlung der Schiffe und ihrer Passagiere Abstand genommen wird und so auf ihre alleinige Verantwortung hin jedes andere Bollwerk zur Abwehr der Seuchen von Europa wegfällt.

Es erscheint aber unter solchen Umständen die Frage gerechtfertigt, ob die Organisation der Schiffsärzte, speciell im Oriente, die ausreichende Gewähr bietet, dass bei ihnen alle jene für ihre schwierige Mission erforderlichen Qualitäten vorhanden sind.

Die Antwort darauf klingt leider durchaus nicht beruhigend.

Wenn man die Verhältnisse berücksichtigt, unter welchen die Schiffsärzte aufgenommen werden und ihre Thätigkeit zur Entfaltung bringen können, so muss von vorneherein klar werden, dass von einem selbstständigen Wirken, Eingreifen und Handeln eines solchen Functionärs gar keine Rede sein kann.

Wir sehen zunächst ganz von jenen Fällen ab, wo die Stelle des Schiffsarztes einfach durch ein Subject markirt wird, das weder je eine europäische Hochschule gesehen hat, noch eine Ahnung von moderner Medicin besitzt, denn die orientalischen Schifffahrtsgesellschaften miethen noch heutzutage aus leicht verständlichen Gründen mit Vorliebe derartige minderwerthige „Doctoren", welche mit ihren übrigen Collegen wohl nur die Bezeichnung eines Doctors gemeinsam haben, nach ihren sonstigen Qualitäten aber weder die Aspiration, noch die Eignung besitzen, ihren Pflichtenkreis auch nur zu erfassen, um wie viel weniger denn auszufüllen. [77]

---

diplomirten und staatlich commissionirten Arzt (Un médecin régulièrement diplomé et commissioné par le Gouvernement du pays auquel le navire appartient ou par le Gouvernement du port ou le navire prend les pélerins) an Bord haben. Es wurde aber ausdrücklich der Zusatz „commissioné" für die Staaten, welche solche Aerzte nicht besitzen, gestrichen (S. 227 der Protokolle der Venediger Pestconferenz). Solche Staaten sind beispielsweise England, Frankreich, Holland u. s. w., also jene, deren Handelsverkehr in den in Frage kommenden Gebieten die grösste Rolle spielt.

[77] Karlinski sah im Sommer 1893 46 im Oriente verkehrende Schiffe, von denen blos sechs von regelrecht diplomirten Aerzten begleitet waren. (Protokolle der Pariser Conferenz, S. 290.)

Ein vertrauenswürdiger College, welcher im April-Mai 1897 auf einem zumeist von Pilgern benützten türkischen Dampfer reiste, erzählt in Bezug auf den dort angestellten „Schiffsarzt", dass derselbe seine Kranken par distance behandelte, sich von den Schiffsbediensteten die Anzeige der Erkrankungen machen liess, dann den Patienten ausschliesslich und unterschiedslos als einziges Medicament Bismuth verabreichte u. s. w.

Wie steht es nun mit den Dampfern derjenigen Staaten, welche regelrecht diplomirte Aerzte moderner Schulung und Qualification angestellt haben? Gewiss unvergleichlich besser, als in jenem crassen Paradigma, welches hoffentlich auf der niedersten Staffel der Qualificationsleiter steht, aber doch durchaus nicht so, dass gesagt werden könnte, das Ideal einer verlässlichen Obsorge durch die Schiffsärzte sei geschaffen.

So wie die Dinge gegenwärtig wohl mit geringen Ausnahmen sich verhalten, kann man die derzeitigen Schiffsärzte in zwei Kategorien sondern:

Erstens ältere Aerzte, welche seit vielen Jahren oder Jahrzehnten nur auf Schiffen dienten, welchen der Contact mit der übrigen Welt verloren ging und die dadurch mit Leib und Seele den Rhedern oder Schiffsgesellschaften verkauft sind. Grösstentheils hat ihnen aber schon die grässliche Monotonie der Seefahrerei jeden Sinn für hygienische Fragen und das Bedürfniss der Zuverlässigkeit ihrer Declarationen geraubt.

Die jüngeren Schiffsärzte wieder recrutiren sich zumeist aus eben von der Schule gekommenen Herren, die entweder, wie es häufig der Fall ist, zur Kräftigung ihrer durch das Studium und das Studentenleben angegriffenen Gesundheit für billiges Geld einige Monate Seefahrten mitmachen wollen oder die das Freiwerden eines Postens am Lande abwarten und indessen, wie Gärtner mit einer, wie ich glaube, sehr treffenden Bemerkung sagt, die Reise blos als den letzten „Ulk" ihrer soeben abgeschlossenen Studentenzeit betrachten.[78]

---

[78] A. Gärtner: Verhütung der Uebertragung und Verbreitung ansteckender Krankheiten im Handbuche der speciellen Therapie der inneren Krankheiten von Penzoldt und Stintzing, 1. Band, Seite 20, sowie Deutsche med. Wochenschrift 1897, Nr. 28, S. 452. Sehr gute Informationen über diesen Gegenstand bringt Lutsch, die Handhabung der Schiffsquarantäne, Hamburg, 1892.

Den Schiffseigenthümern sind diese Verhältnisse wohl-
bekannt und sie zögern nicht, sich ihrer bei der Anstellung
von Aerzten zu bedienen. Die Gehalte derselben werden darnach auf ein Minimum herabgedrückt, ja in letzter Zeit
scheint man überhaupt auf das Ertheilen eines solchen an
Aerzte auf Schiffen absehen zu können. Wenigstens war jüngst
folgendes Inserat in einer der vornehmsten medicinischen
Zeitschriften zu lesen: „Für nach Ostasien fahrende Dampfschiffe werden Aerzte gesucht. Bedingungen: Freie Verpflegung und Getränkzulage. Offerte unter Angabe
von Referenzen sub W. 6646 Central-Annoncenbureau William
Wilkens, Hamburg (Berliner klinische Wochenschrift 1898,
Nr. 2). Ein trauriges Zeichen für die Ueberproduction im
ärztlichen Stande, dass man schon darauf rechnet, für die
nackte Verpflegung und Getränke ein genügendes Angebot zu
erhalten. Es ist aber klar, dass man unter solchen Umständen
nicht erwarten kann, Personen zu acquiriren, welche die
nöthigen Qualitäten besitzen oder die Selbstständigkeit ihrer
Ansichten zur Geltung bringen werden. Letzteres wünschen
ja aber die Rheder und Schiffsgesellschaften gar nicht!

Ist den älteren Schiffsärzten das Gefühl der Verant-
wortlichkeit grösstentheils abhanden gekommen, so bringen
es die jüngeren oft zu gar keinem solchen oder sie kommen
gegenüber dem allmächtigen Schiffscommandanten nicht auf,
wollen sich auch nicht wegen der paar Monate, während welcher
sie im Seeberufe bleiben, unbeliebt machen und sich die
Freude am Schiffsleben verderben lassen. Der Capitän aber
hat keinen anderen Ehrgeiz, als möglichst rasch und ohne
Quarantäneplackereien an seinem Ziele anzukommen, denn in
dem Wettbewerbe der Schiffsgesellschaften spielen mitunter
halbe Tage, ja selbst Stunden einer schnelleren Fahrt
eine Rolle.

Dass unter solchen Umständen Declarationen über die
hygienischen Verhältnisse auf Kauffahrteischiffen (von den
der Kriegsmarine angehörigen ist natürlich nicht die Rede)
abgegeben werden, welche weit von der Wahrheit entfernt
sind, kann nicht Wunder nehmen. [79])

---

[79]) L u t s c h erzählt einige drastische Fälle, u. A. folgenden:
„Eines unserer vorzüglichsten Passagierschiffe hatte einige Pockenfälle an
Bord, als es, vom Osten kommend, den Suezcanal passiren wollte; der
Capitän machte derartige Aussagen, dass keine Quarantäne verhängt
wurde. Der Schiffsdoctor aber war durch „Unpässlichkeit" verhindert,
Declarationen zu machen, denn er lag zu Bette an den — Pocken."

Ein sehr werthvoller Gewährsmann für diese Behauptung ist Robert Koch. Er sagt:[80]) Ich muss gestehen, dass ich allen Angaben über Schiffscholera, sobald sie vom Capitän oder dem Schiffsarzte kommen, wenig Vertrauen schenke.

Ebenso meint Gaffky,[81]) die Geschichte der nach dem Hedjaz gehenden Pilgerschiffe lassen keinen Zweifel darüber, dass die Mittheilungen der Schiffsführer und selbst der Schiffsärzte über den Gesundheitszustand an Bord vielfach der erforderlichen Zuverlässigkeit entbehren.

Die diesbezüglichen Zustände haben sich seit jener Zeit gewiss nicht gebessert und die trefflichen Vorschriften der Conventionen bleiben daher vielfach unzuverlässigen Factoren zur Ausführung überlassen.

Man möge nicht einwenden, dass die Aufgabe des Schiffsarztes und seine Bedeutung für die Seuchenprophylaxe von mir in ein übertrieben ungünstig gefärbtes Licht gestellt wurde. Bei genauem Studium der diesbezüglichen Reglements wird Jedermann klar werden, dass es der Arzt ist, welcher eigentlich alle übrigen Quarantänemaassregeln zu ersetzen hat. Ohne seine Mitwirkung ist vor Allem die Anforderung des Vorhandenseins eines Dampfdesinfections-Apparates an Bord eine leere Formalität. Nur ein Arzt kann die zweckmässige Durchführung der Desinfectionsmaassregeln im Allgemeinen und speciell das Functioniren eines Dampfdesinfection-Apparates entsprechend beaufsichtigen und für die Erfüllung aller Cautelen garantiren. Und auch für den Arzt gehört hiezu eine continuirliche Aufmerksamkeit, grosse Sachkenntniss und ein gewisses, erst durch eine geraume Routine erworbenes Gefühl. Wer einmal die Erziehung von jungen Aerzten zu aseptischen Chirurgen mit angesehen hat, wird die Zweifel verstehen, welche man gegen die Thätigkeit von uncontrolirten eben aus der Schule gekommenen Kräften, wie es zumeist die Schiffsärzte sind, hegt. Und dabei sind dort die Effecte eines sorglosen Vorgehens am Krankenbette sogleich zu constatiren, während hier die Chancen der Entdeckung irgend eines Schlendrians verhältnissmässig gering sind. Ein mangelhaft durchgeführtes Desinfectionssystem ist aber weitaus gefährlicher, als gar keines, denn es wiegt in Sorglosigkeit und Unthätigkeit, während das sichere Bewusstsein der unterlassenen prophylactischen Maassregeln eventuell

---

[80]) Koch, zweite Choleraconferenz 1885.
[81]) Gaffky, Bericht der deutschen Cholera-Commission 1884.

im Ankunftshafen zur energischen Anwendung von Desinfections- oder Prohibitivmaassregeln auffordern würde.

Dasselbe gilt für die Handhabung der Declarationen über den Gesundheitszustand der Schiffe, für welche die derzeitigen, blos von den Schiffseigenthümern abhängigen Aerzte absolut nicht die nothwendige Unabhängigkeit besitzen, wie schon vorhin ausgeführt wurde.

Wie kann man bei alledem von diesen Organen eine entsprechende Durchführung der Schiffshygiene erwarten? Vor Allem die Einhaltung der Punkte jener Reglements, welche die Etablirung von Lazarethen in einem gewissen Percentverhältnisse zu den Passagieren verlangt: ein kostspieliges Verlangen, weil Raum Geld bedeutet und eine Reservirung von 20 oder 30 Plätzen in einem grossen Dampfer danach mehrere Tausende Gulden oder Mark verschlingt. Ist aber kein Lazareth vorhanden, so ist im Bedarfsfalle auch keine Isolirung möglich und so der Weiterverbreitung einer eventuell ausgebrochenen Epidemie Thür und Thor geöffnet.

XXI.

Die dermalige Organisation des schiffsärztlichen Dienstes, welcher berufen wäre, das nächste und wichtigste Bollwerk im Schutze gegen die Importation der Seuchen nach Europa darzustellen, bietet demnach nicht die Gewähr, ihren Aufgaben gewachsen zu sein und dasjenige leisten zu können, was die internationale Legislative von ihr fordert.

Dessen ist man sich wohl auch bisher ziemlich bewusst gewesen, aber bei der Berathung der diesbezüglichen Conventionsparagraphe hat man sich merkwürdig gescheut, diesen wunden Punkt zu berühren. Blos von deutscher Seite her kamen Aeusserungen des Misstrauens. Robert Koch sagte in Dresden (Conferenzprotokoll, S. 275), dass ihm die Anwesenheit eines Arztes gar keine Garantie zu bieten imstande sei und Kulp erklärte in Venedig (Conferenzprotokoll vom Jahre 1897, S. 340) mit nackten Worten, dass seine (die deutsche) Regierung keinerlei Bedeutung dem Principe zuschreibe, ob ein Schiff Arzt und Desinfectionsapparat besitzt oder nicht. Die anderen Delegirten sämmtlicher Conferenzen hüllten sich in Schweigen.

Eine Vogelstrausspolitik in dieser Hinsicht birgt aber grosse Gefahren in sich und macht den Werth der schönsten Beschlüsse illusorisch.

Wirklichen praktischen Nutzen können diese nur dann erhalten, wenn ihre Ausführung nicht Privatpersonen überlassen wird, sondern wenn die Stellung der Schiffsärzte verstaatlicht wird. In dem Momente erst, wo die Abhängigkeit vom Rheder und Capitän aufhört, wo der officiell dem Schiffe zugewiesene Arzt mit amtlicher Autorität auftreten und wo er ohne Angst vor materieller Schädigung oder socialen Unannehmlichkeiten die Interessen der Hygiene und sanitären Prophylaxe vertreten kann, ist dem Arzte die Lösung seiner schwierigen Aufgaben möglich. Nur wenn er einem Corps von Sanitätsbeamten angehört, innerhalb welchen ein gewisser Wechsel je nach dem Bedarfe erfolgt, wenn seine Vorgesetzten — und das wären die Behörden der betreffenden Staaten — den Wunsch des Einhaltens hygienischer Vorschriften und nicht, wie seine bisherigen Vorgesetzten — und das sind bisher nur die Schiffsunternehmungen — umgekehrt Vortheil im Unterlassen aller mit Verkehrsbeschränkungen oder sonstigen Unannehmlichkeiten verbundenen Proceduren finden, ist darauf zu rechnen, dass dasjenige, was bisher nur erst auf dem Papiere steht, auch wirklich zur lebendigen That werde.

Noch viel sinngemässer wäre ein anderer Modus für die Organisation der Schiffsärzte, welcher allerdings, wie ich selbst einsehe, im gegenwärtigen Momente noch sehr wenig Aussicht auf Realisirung hat. Dieser Modus ginge noch weiter, als der vorige Vorschlag, er würde die Aerzte auf den Handels- und Passagierdampfern gewisser Linien, insbesondere aber auf der vom Seuchenschutzstandpunkte gefährlichsten Strecke zwischen Ostasien und dem Mittelländischen Meere, auch der Botmässigkeit der einzelnen Staaten entziehen und sie einer zu diesem Zwecke zu creirenden internationalen Behörde unterstellen.

Nach Analogie des zur Beaufsichtigung der sanitären Zustände der Türkei errichteten Constantinopeler internationalen Sanitätsconseils, sowie des zur Ueberwachung des Rothen Meeres und des Suezcanales construirten Alexandriner sanitären Conseils müsste diese neue Behörde ihre Thätigkeit näher zu den Ursprungsstätten der Seuchen verlegen. Dieses Territorium wären, nachdem wohl England einem internationalen Organe eine Ingerenz selbst sanitärer Natur auf sein indisches Besitzthum nicht concediren würde, die von Indien abfahrenden Schiffe. Einer solchen internationalen Behörde müssten dann die Aerzte unterstehen, welche die Einhaltung der von der internationalen Gesetzgebung stipulirten Bestimmungen durchführen würden.

Das Schicksal der von der Sanitätsconferenz in Wien vom Jahre 1874 beschlossenen internationalen permanent tagenden, speciell zur Ueberwachung der sanitären Zustände des Orientes bestimmten Sanitätscommission, welche am Widerstande einzelner Mächte scheiterte, [82]) lässt nichts Gutes für meinen Vorschlag erwarten.

Sollte es einmal zur Errichtung einer ähnlichen Institution kommen, so müssten ihr vor Allem die Aerzte der Schiffe in den in Frage kommenden Gewässern untergestellt werden.

Bis dahin hätten die Regierungen der betreffenden Länder, welchen die Schiffe angehören, die Aerzte beizuzustellen und in einer Art Concretualstatus unterzubringen, so dass sie, der Willkür der Capitäne und Schiffseigenthümer entrückt, als staatliche Functionäre nur ihrem Gewissen und ihrer Behörde verantwortlich, blos von letzterer abhängig wären.

Aufgabe einer nächsten Sanitätsconferenz wird es unter Anderem sein, diese Reformen durchzuführen und somit einen wichtigen, wenn nicht den wichtigsten Theil der bedeutungsvollen codificatorischen Arbeiten ihrer Vorgängerinnen in Fleisch und Blut zu übersetzen.

Ich möchte noch dem Vorwurfe vorbeugen, mich in diesen Schlussauseinandersetzungen zu einseitig mit der Frage der Importation der Seuchen im Seewege gegenüber einer Vernachlässigung des Landverkehres beschäftigt zu haben. Diesem Vorwurfe möchte ich durch den Einwand begegnen, dass die nächste Gefahr des Einbruches thatsächlich in unseren mit so enormer Geschwindigkeit fahrenden Dampfern gelegen ist, welche imstande sind, innerhalb der kürzesten Zeit inficirte Personen oder Effecten aus einem Seuchengebiete nach Europa zu bringen.

Der Landweg erscheint, so lange das Schienensystem Centralasiens noch nicht ausgebaut ist, weitaus weniger gefährlich. Auf der langen Strecke von Indien bis zu unserem Continente und bei dem erschwerten Verkehre in jenen Gegenden, kann Europa schon längst gewarnt sein, bevor der

---

[82]) Später hat auch Proust Aehnliches unter dem Namen der Union internationale sanitaire vorgeschlagen (Bulletin de l'academie de médecine 1897, Nr. 4). Eine Discussion über diesen Vorschlag wurde mir nicht bekannt.

Einbruch der Seuche erfolgt. Ein Dampfer kann aber ganz ex improvista den Keim in ein ahnungsloses Gebiet setzen und deshalb ist auf diese Sorte des Verkehres das allergrösste Gewicht zu legen.

Hier hat der Hebel angesetzt zu werden und hier heisst es: Caveant consules!

* * *

Wenn es gestattet ist, einige Schlüsse, welche sich aus den vorliegenden Ausführungen ergeben, kurz zusammenzufassen, so wären dies folgende:

1. Die Zweckmässigkeit der Landquarantänen für nicht europäische Länder kann nicht mit voller Bestimmtheit geleugnet werden.

2. Bei ihrer Errichtung muss naturgemäss auf weitgehendste Desinfections- und Isolirungsmaassregeln Bedacht genommen werden.

3. In Seuchenorten, insbesondere in verseuchten Häfen, wäre eine correct durchgeführte mehrtägige Quarantänirung der Abreisenden anzurathen.

4. Die Abreise von Pilgern aus verseuchten Gegenden wäre zu verbieten.

5. Die Institution der Schiffsärzte wäre zu verstaatlichen, um diesen bei der Seuchenprophylaxe besonders wichtigen Organen eine behördliche Autorität und Unabhängigkeit von Privatinteressen zu verleihen.